병의 90%는 걷기만 해도 낫는다

病気の9割は歩くだけで治る！
長尾和宏 著
山と渓谷社 刊
2015

BYOUKI NO 9WARI WA ARUKUDAKEDE NAORU
by Kazuhiro Nagao
First published by Yama-Kei Publishers Co., Ltd, Tokyo, Japan.

Copyright ⓒ Kazuhiro Nagao, 2015
All rights reserved.

Korean Translation Copyright ⓒ 2016 by The Business Books and Co., Ltd.
Korean translation rights arranged with Yama-Kei Publishers Co., Ltd, Tokyo
through Imprima Korea Agency, Seoul.

아프지 않고 100세까지 사는 **하루 1시간 걷기의 힘**

병의
90%는
걷기만 해도
낫는다

나가오 가즈히로 지음 | **이선정 옮김**

북라이프

옮긴이 | **이선정**

대학에서 일어일문학을 전공하고 졸업 후 일본 나가사키 현 사세보 시청과 경기도 파주시청에서
통번역 업무와 한일 교류 사업을 담당했다. 일본 자치체국제화협회 통번역 코스와 언어 교육 코스,
한국 글밥아카데미를 수료한 뒤 출판번역가로 전향해 바른번역 소속으로 번역과 외서 기획에
힘쓰고 있다. 번역한 책으로는 《1일 5분! 평생 통증 없이 사는 기적의 목 지압 프로그램》이 있다.

병의 90%는 걷기만 해도 낫는다

1판 1쇄 발행   2016년 9월 26일
1판 27쇄 발행   2024년 10월 16일

지은이 | 나가오 가즈히로
옮긴이 | 이선정
발행인 | 홍영태
발행처 | 북라이프
등 록 | 제2011-000096호(2011년 3월 24일)
주 소 | 03991 서울시 마포구 월드컵북로6길 3 이노베이스빌딩 7층
전 화 | (02)338-9449
팩 스 | (02)338-6543
대표메일 | bb@businessbooks.co.kr
홈페이지 | http://www.businessbooks.co.kr
블로그 | http://blog.naver.com/booklife1
페이스북 | thebooklife
ISBN 979-11-85459-57-8 03510

걷기는 가장 훌륭한 약이다.

- 히포크라테스

●

운명을 바꾸는
걷기의 힘!

"걷기만 해도 병이 낫는다고? 말도 안 돼. 과장이 너무 심한 거 아냐?"

독자 여러분의 목소리가 들리는 듯하다.

"병의 90퍼센트가 낫는다는 증거라도 있습니까?"

이렇게 묻는 사람이 있다면 내보일 수 있는 구체적 근거가 없으므로 과장이라 해도 어쩔 도리가 없다. 하지만 걷기를 잊고 지내는 시대인 만큼 '병의 90퍼센트는 걷기만 해도 낫는다'는 마음으로 걸었으면 하는 바람에서 감히 이 같은 제목을 붙였다.

나는 효고兵庫 현 아마가사키尼崎 시에서 나가오 클리닉이라는 병원을 운영하는 동네 의사다. 동네 병원인 만큼 외래 진료에는 다양한 환자가 내원한다.

고혈압, 당뇨병, 고지혈증 등의 생활습관병을 앓는 환자, 소화 기관이 좋지 않은 환자, 우울증이나 불면증을 겪는 환자, 치매 환자, 암 환자, 무릎이나 허리에 통증을 느끼는 정형외과 쪽 환자까지……. 다양한 질환과 증상으로 고생하는 환자들이 진료실을 찾기 때문에 치료 방법은 다르지만 어떤 병이든 공통으로 나누는 대화가 있다.

바로 이번에 소개할 '걷기'에 관해서다.

"평소에 잘 걸으세요?"

"자주 걸으셔야 해요. 걷기만 해도 한결 나아지거든요."

진료실을 찾는 환자들에게 매일 하는 말이다. 걸으면 '낫는다'는 말이 과언이라면 '확실히 나아진다'고 바꿔 말하면 어떨까? 걷기를 생활화하면 더는 의사를 찾지 않게 된다. 이 점만큼은 확신할 수 있다.

병의 대부분은 걷지 않아서 발생한다. 현대사회에서 우울증, 암, 알레르기, 면역계 질환 등의 다양한 질병이 증가하는 까닭은 우리가 잘 걷지 않기 때문이다.

의사는 환자를 진찰하고 병명을 확정 지으면 일단 약부터 처방하려 든다. 환자도 병을 낫게 하거나 증상을 없애는 약을 처방받기 위해 병원을 찾는다.

의료란 원래 식이요법과 운동요법을 선행한 다음에 약물요법을 진행하는데 최근 몇십 년 동안은 약물요법이 압도적인 우위를 차지했다. 이 현상은 과연 올바를까?

오래전 의대를 지망하며 생활 전선에 뛰어들었던 재수 시절부터 내 머릿속을 떠나지 않던 의문이 있다.

'의사는 왜 이렇게 많은 약을 처방할까?'

'약 처방이 치료의 전부라면 컴퓨터도 할 수 있는 일 아닌가?'

고성능 컴퓨터라면 문진 결과를 근거로 병명을 파악하고 필요한 약을 고르는 작업 정도는 자동으로 가능할지도 모른다. 증상에 따라 약을 처방하는 것만이 의료라면 의사는 필요 없을 것이다.

"환자의 생활습관을 바로잡아 병증을 완화시키거나 완치하는 것, 건강을 해치는 생활습관을 고칠 수 있도록 조언하는 것이야말로 의사의 본분은 아닐까?"

의대에 진학하기 전부터 이런 생각을 해왔다. 그래서 더욱 약에 기대지 않는 의사가 되겠다고 결심했고, 개업 초기에는 '약은 세 종류 이하로만 처방합니다'라고 적은 종이를 진료실 벽에 붙여둘 정도였다. 그러나 다른 병원의 소개를 받아 내원하는 환자가 늘어나면서 그럴 수도 없게 되었다. 환자가 가져온 소견서를 보면 10~20종류나 되는 약을 복용 중일 때도 있기 때문이다. 그 많은 약을 갑자기 중단할 수는 없었다. 복용량이 너무 급격히 변하면 도리어 위험이 따르므로 아주 조금씩 줄여야 했다. 그러는 사이 '약은 세 종류 이하'라는 원칙도 지킬 수 없게 되었다.

걷기에 관한 책을 쓰고자 마음먹은 까닭은 누구나 걷기가 몸에 좋다는 사실을 알면서도 너무 당연한 나머지 오히려 등한시하기 때문이다. 아울러 약 지상주의를 재점검하고 싶은 마음도 있었다.

텔레비전의 건강 정보 프로그램에서 소개한 먹거리를 끼니마다 식탁에 올리거나 종아리를 마사지하면 혈액순환이 좋아진다는 말을 듣고 매일 종아리를 주무르는 사람이라도 "걷고 계세요?" 하고 물어보면 "아니요. 시간이 없어서요"라고 대답하기 일쑤다.

걷기가 건강에 좋다는 사실을 알면서도 실천하지 않는 사람이 많은 이유는 걷기가 얼마나 중요한지 모르기 때문일 것이다. 막연히 좋다고는 생각하지만 걸어서 병이 낫는다고는 믿지 않는 것이다.

걸으면 걸을수록 모든 질병은 완치된다

걸으면 근육과 뼈가 튼튼해지면서 나이가 들어 무릎이 쑤시거나 허리가 결리는 증상을 줄일 수 있다. 치매도 걷기로 예방할 수 있으며 증상이 발현되더라도 걸으면 호전된다. 두 명 중 한 명이 걸려 국민 병이라고 불리는 암 역시 걷기로 예방도 하고 치료도 할 수 있다.

기관지 천식이나 교원병(피부, 힘줄, 관절 등의 결합 조직이 염증을 일으켜 변성되는 질병의 총칭. 아교질병이라고도 함—옮긴이) 등의 면역계 질환뿐 아니라 편두통으로 대표되는 뇌 과민증 역시 걷기가 특효약이다. 불면증이나 우울증 또한 정신과 치료약을 먹지 않아도 걷기로 다스릴 수 있다. 주위의 보살핌이 절실한 요양 보호 환자도 걸으면 간병인 없이 생활할 수 있다.

'병의 90퍼센트는 걷기만 해도 낫는다'는 제목에는 지난 20여 년간 외래 환자를 진찰하는 동네 의사로서의 경험과 진심이 담겨 있다. 일부 질환을 제외하면 걷기는 병원에서 매일 진료하고 접하는 병의 대부분을 치료하고 예방하는 데 가장 중요한 열쇠다.

걷기에는 정말이지 장점밖에 없어서 농담을 섞어 말하자면 걷기 때문에 난처해지는 사람은 의사뿐이다. 건강해지면 지금만큼 의사를 찾을 필요가 없기 때문이다. 모두가 걷기를 실천해 환자가 감소하고, 자립해서 생활할 수 있는 노인이 많아지면 의료와 간병에 쏟는 사회적 비용을 줄일 수 있다. 최근 고령층이 증가하며 의료비와 간병비가 심각한 사회적 문제로 대두되고 있지만 모두가 걸으면 이러한 부담은 절반으로 줄어들 것이다.

다만 건강 제일주의 인생은 재미가 없다. 건강이 중요하다는 사실은 두말하면 잔소리지만 나는 아무리 의사라도 건강만을 위해 살고 싶지는 않다. 맛있는 음식도 먹고 싶고 때로는 과음을 하는 날도 있다.

무엇을 위해 사는가? 뭐니 뭐니 해도 나날이 즐겁고 행복하기 위해서가 아닐까? 그런 의미에서 고행하듯 걷기를 추천하려는 생각은 결코 없다.

환자에게 걷기를 권하면 "힘들어서 싫어요"라며 고개를 흔들곤 하는데 걷기는 결코 괴롭지 않다. 앞으로 자세히 설명하겠지만 걸으면 행복 호르몬인 세로토닌이 왕성하게 분비된다. 그래서 걷기는 행복 그 자체이자 누구든 간단히 행복해지는 지름길이다.

이 책에서는 "왜 걷기만 해도 행복해지고 운명이 변화되는가?"라는 질문에 대해 되도록 알기 쉽고 간결하게 답하려 노력했다. 마지막 책장을 덮을 때쯤이면 독자 여러분도 걷기가 얼마나 대단한지 깨달으리라 믿는다. 걷기의 탁월한 효과를 알게 되면 다음은 실행에 옮겨 모쪼록 걷기가 생활습관으로 자리 잡기를 바란다. 그렇게 되면 건강해지는 것은 물론 하루하루 행복한 삶을 누릴 수 있을 것이다.

나가오 가즈히로

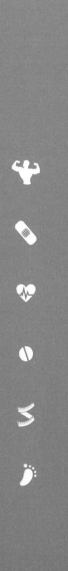

제1장

대부분의
병은
걷기만 해도
낫는다

걷지 않는 현대인은
늘 아프다

당뇨병 환자, 950만 명으로 증가!

고혈압 환자, 전국적으로 4000만 명에 육박!

고지혈증 환자가 2000만 명이라니!

치매 환자 460만 명, 예비군까지 더하면 900만 명으로 밝혀져!

신규 암 환자 연간 100만 명 발생, 국민의 37만 명이 매년 암으로 생명 잃어!

해마다 위와 같은 뉴스가 꼬리에 꼬리를 물고 귀에 들어온다. 이어서 "질병 발생률이 심상치 않습니다. 10년 뒤에는 더욱 증가하리라 예상됩니다. 정말 큰일입니다" 하며 다소 호들갑 섞인 해설이 이어진다. 그러나 이 병들의 대부분은 단순히 걷지 않는 생활방식이 원인일 수 있다.

'오키나와沖縄의 위기'라는 말을 들어본 적이 있는가? 오키나와 현은 한때 일본 제일의 장수촌으로 명성이 자자했다. 실제로 1985년에는 남녀 모두의 평균 수명이 전국 1위를 차지할 만큼 명실상부한 일등 장수 현이었다.

그러나 2000년이 되자 남성의 평균 수명이 전국 47개 행정구역 중 26위로 곤두박질쳤다. 2010년 조사에서는 30위까지 전락했다. 반대로 65세 미만의 사망률은 최고치를 기록했다.

한편 오키나와 현 여성의 평균 수명은 2005년까지 전국 1위를 유지했고 2010년 조사에서도 3위를 기록하며 여전히 상위권을 지켰다. 그러나 이 순위들은 사실 장수 할머니들이 평균 수명을 끌어올린 결과일 뿐이었다. 남성과 마찬가지로 여성의 65세 미만 사망률 역시 2010년에는 전국에서 가장 높은 결과를 나타냈다.

오키나와에 사는 65세 미만 인구의 사망률이 전국에서 가장 높은 까닭은 무엇일까? 우선 식생활을 원인으로 꼽을 수 있다. 예부터 오키나와에서는 식이섬유가 풍부한 삶은 고구마를 주식으로 삼았는데 제2차 세계대전 패배 후 미군의 통치를 받는 동안 서구의 고지방, 고

칼로리 식사가 일상생활에 파고들었다. 도쿄 긴자에 위치한 맥도날드 1호점보다 약 10년이나 앞서서 패스트푸드 점포가 진출했고 순식간에 패스트푸드 천국이 되었다. 그 결과 대사 증후군 환자가 증가했다.

오키나와의 장수 순위가 추락한 주요 원인을 하나 더 꼽자면 승용차 의존율이 높은 자동차 중심 사회로 변화하면서 사람들이 점차 걷지 않게 되었다는 점이다. 오키나와는 더위가 지독한 데다 택시비가 저렴하기 때문에 어릴 적부터 짧은 거리도 두 다리를 쓰는 대신 택시를 이용하는 사람이 많다고 한다.

결국 모든 문제는 식사와 운동이다.

내가 운영하는 병원에는 관리영양사 네 명이 근무하는데 환자들은 언제든지 영양 상태를 상담받을 수 있다. 류머티즘 관절염 같은 교원병, 아토피성 피부염, 기관지 천식, 편두통 등 언뜻 식사와 무관해 보이는 병이라도 식생활을 개선함으로써 약 없이 간단히 치료가 가능한 환자도 적지 않다.

그렇다면 식사와 운동 중 어느 쪽이 먼저일까? 양쪽 모두 중요하지만 몸을 움직이지 않으면 배가 고파질 일도 없다. 아무리 균형 잡힌 식사를 해도 칼로리를 소비하지 않으면 영양 과다에 빠지기 쉽다. 그러니 우선 몸을 움직이고 걸어야 한다.

400년 전 사람들은 매일 3만 보를 걸었다

요즘 "하루에 만 보를 걸으세요"라는 말을 자주 듣지만 약 400년 전인 에도 시대의 서민은 대체로 3만 보를 걸었다고 한다. 현대인보다 6배나 많은 수치다. 당시에는 자동차도 없었고 업무 시간 내내 컴퓨터 앞에 앉아서 일하는 사무직도 없었으니 무슨 일을 하건 우선 걸어야 했을 것이다.

19세기 말에서 20세기 초반에 살았던 사람들도 제법 많이 걸었는데 당시 회사원의 보행량은 에도 시대의 서민과 비슷했다고 한다.

그러나 대중교통이 확충되고 자전거, 오토바이, 자동차 등 편리한 교통수단이 보급된 뒤로는 '좀 걸어볼까?' 하고 의식하지 않으면 걷지 않게 되었다. 여러분은 하루에 몇 걸음 정도를 걷는가?

"저는 꽤 걷는 편이에요" 하고 자부하는 사람이라도 하루 3만 보에는 당연히 미치지 않을 것이며 만보계로 측정하면 기껏해야 6000~7000보 정도가 나올 것이다. 기업 임원처럼 운전기사가 딸린 전용 차량으로 출퇴근하는 사람은 하루 몇백 보에 그치기도 한다.

회사원은 직급이 오를수록 걷지 않는다는 연구 결과도 있다. 이 조사에 따르면 과장 및 차장급은 하루 평균 7000보, 부장급은 하루 평균 5000보, 승용차를 제공받는 임원급은 하루 평균 3000보를 걷는다고 한다. 생활이 편리해지고 사회적으로 높은 지위에 오를수록 역설적으로 건강에서는 멀어진다. 그러니 지난 반세기는 '걷기를 잃은 시대'이기도 하다.

에도 시대의 건강요법서 중에는 가이바라 에키켄貝原益軒이 쓴《양생훈》養生訓이라는 유명한 책이 있다. 에키켄은 이 책에서 약을 쓰지 않고 건강하게 오래 사는 양생법을 제안했고 본인 역시 85세까지 장수를 누렸다.

'금욕적인 생활만 강요하겠군' 하는 거부감이 들지 모르지만 본문을 자세히 읽어보면 그렇지도 않다. 에키켄은 술을 즐겨 마신 듯하고 육식도 했으며 성욕 또한 억지로 참으면 몸에 나쁘다고 주장하는 등 결코 쾌락을 부정하지 않았다.

다만 지나침을 금할 뿐이었다. 욕구란 무턱대고 억누르기만 해도 해롭고 맹목적으로 좇기만 해도 해로운 법이다. 포만감의 80퍼센트만 채우는 식사가 건강에 좋다는 말처럼 에키켄도 무슨 일이든 조금 모자란 정도가 딱 좋다고 말했다.

《양생훈》은 이처럼 식사, 음주, 성생활 등에서 중용을 지키는 생활 방식이 얼마나 중요한지를 거침없이 밝히는데 신기하게도 걷기는 거의 다루지 않는다. 이는 얼마 전 에키켄에게 걷기에 관해 한 수 배우고자 《양생훈》을 다시 읽으면서 새롭게 깨달은 사실이다. 예상과 달리 《양생훈》에는 걷기에 관해 이렇다 할 언급이 없었던 것이다.

처음에는 고개를 갸우뚱했지만 곰곰이 생각해보니 금세 짐작이 갔다. 당시의 이동 수단은 걷기밖에 없었던 만큼 구태여 그 효능을 설명하지 않아도 누구나 충분히 걸어 다녔을 것이다. 걷고 몸을 움직이는 일이 너무나 당연해서 따로 의식할 필요도 없었다는 점을 쉽게 상상할 수 있었다.

　최근 들어 에도 시대 사람들은 행복도가 매우 높았다는 사실이 재조명되고 있는데 그 까닭 중 하나는 잘 걸었기 때문일지도 모른다.

　현대병의 대부분은 걷지 않는 생활방식에서 시작된다. 에키켄은 사람이 이처럼 걷지 않는 시대가 오리라고는 상상도 못했으리라.

걷기로
건강과 행복을 되찾아라

400년 전 사람들은 현대인의 6배 이상
걸었기 때문에 건강하고 행복했다.
현대인은 일부러 마음먹지 않으면 걸을 일이 없다.
걷기를 잃은 시대의 우리는
행복을 위해서 걸어야 한다.

식습관과 걷기만으로도 완치된다

당뇨병·고혈압·고지혈증

　　　　　　　　　　대표적인 생활습관병은 당뇨병, 고혈압, 고지혈증이다. 당뇨병이라는 진단이 나오면 의사는 우선 식이요법을 권한다. 최근에는 밥이나 빵 등의 탄수화물 식품과 단것을 멀리하는 '당질 제한식'이 주목받는 추세다. 고혈압은 저염식, 고지혈증은 콜레스테롤 및 칼로리 제한식이 권장된다.

　분명 '생활'습관병이기 때문에 병을 유발한 생활방식을 바로잡아야 하며, 식생활 개선 없이는 다음 단계로 나아갈 수 없다.

　단 생활을 이루는 요소는 음식만이 아니다. 식사 이상으로 중요한 것이 바로 걷기다. 몸을 움직이지 않는 생활에 변화가 없다면 식사량을 줄이라는 조언을 따르고 싶어도 좀처럼 실천하기 힘들다. 잠시 떠올려보자. 집에서 딱히 하는 일 없이 시간만 보내는 날일수록 배가 고프지도 않은데 자꾸만 먹을 것에 손이 가지 않는가?

현재 일본에서는 생활습관병을 조기에 발견하기 위한 '메타보Metabo 검진'이 전국적으로 실시되고 있다. 정식 명칭은 '특정건강진사'特定健康診査다. 복부 둘레, 체질량지수BMI(몸무게를 키의 제곱으로 나눈 값), 고혈압, 고지혈증, 고혈당, 흡연 습관의 유무를 살펴 생활습관병의 발병 위험이 높은 사람을 가려내는 것이 메타보 검진의 주요 내용이다.

'남성은 복부 둘레 90센티미터 이상, 여성은 85센티미터 이상'이 진단 조건에 들어가기 때문에 배가 불룩 나온 사람에게 "아이고, 완전히 메타보네요" 하고 짓궂은 농담을 건넬 만큼 메타보라는 말은 대중에게도 널리 알려졌다. 물론 나도 그중 한 사람이다. 심지어 초등학생도 메타보라는 단어를 알고 있다.

메타보, 즉 메타볼릭 신드롬Metabolic syndrome(대사 증후군—옮긴이)을 일본에서는 '내장 지방 증후군'이라고 하는데 이 개념은 내가 근무했던 오사카 대학병원 제2내과에서 약 30년 전에 탄생했다. 메타보 검진은 처음 아마가사키 시에서 실시한 것을 계기로 2008년부터는 전국으로 확산되면서 전 국민이 의무적으로 받게 되었다. 아마가사키 시청의 노구치 미도리野口緑 보건사가 내장 지방에 집중해 시 직원의 건강 검진과 건강 지도를 실시한 결과, 놀랄 만한 성과를 거두자 국가 정책으로 채택된 것이다.

내가 근무하던 병원에서 메타보라는 개념이 생겨났고 내가 운영하는 병원이 위치한 아마가사키 시에서 메타보 검진이 시작되었다. 게다가 메타보 검진이 처음으로 실시되었을 당시에 나는 아마가사키 내과의 협회 회장이었다. 양쪽 모두를 아주 가까이에서 지켜본 의사로서 만감이 교차한다.

대사 증후군은 분명히 건강에 악영향을 끼치므로 메타보라는 말이 대중적으로 확산된 현상은 커다란 결실이다. 허리에 살이 붙으면 자신은 물론 타인도 쉽게 알아보는 만큼 복부 둘레에 신경을 써야 한다는 의식이 싹트게 되었다.

그렇다면 메타보 검진 자체는 얼마나 큰 성과를 거두었을까? 정책이 시작된 지 대략 7년이 지났지만 아직 갈 길이 멀다는 것이 솔직한 의견이다. 메타보 검진이 만족할 만한 실적을 올리지 못한 이유가 식사에 대한 지침은 중시된 반면 운동에 대한 지침은 부족했기 때문이 아닐까?

살이 빠지면 모든 수치가 정상으로 돌아간다

벌써 30년도 지난 이야기지만 오사카 대학병원에서 수련의로 일할 무렵, 메타보라는 개념을 창시한 마쓰자와 유지松澤祐次 교수의 지도를 받으며 비만 입원 환자의 주치의를 담당한 적이 있다. 비만 입원이란 살을 빼기 위한 입원으로, 일명 '다이어트 입원'이라고도 한다.

몸무게가 100킬로그램 이상인 환자가 병원에 입원해 약 4주에 걸쳐 체중을 감량한다. 입원 후 가장 먼저 실시하는 치료는 단계적인 칼로리 줄이기와 자전거 운동이다. 칼로리는 하루 1400칼로리에서 시작해 1000칼로리, 800칼로리, 600칼로리 순으로 서서히 줄여나간다. 동시에 실내용 고정 자전거를 이용해 매일 운동을 한다.

이러한 과정을 거치면 몰라보게 체중이 줄어든다. 4주라는 입원 기간 동안 수 킬로그램 이상이 빠지는데 동시에 혈당, 혈압, 콜레스테롤, 요산 수치도 눈에 띄게 떨어진다.

비만 입원 환자를 담당했던 당시에도 '체중 감량이란 대단하구나! 생활습관병이 몰라보게 좋아졌어!' 하고 깜짝 놀랐던 일을 기억한다. 비만 체형이면서 혈압, 혈당, 콜레스테롤 등이 높은 사람은 체중만 조절해도 관련 수치가 눈에 띄게 낮아진다. 다만 근육 손실 없이 체중을 감량하기란 의외로 쉽지 않아서 급격하게 체중을 감량하면 요요 현상을 겪기 쉽다.

생활습관병 치료를 위한 새로운 약은 속속 등장하고 있다. 현재 당뇨병 치료제는 대략 일곱 계통이 있고 신약도 계속 개발 중이다. 그러나 약을 복용하기보다 체중을 먼저 감량해야 한다. 체질량지수 30에 혈당치가 높은 사람이 체질량지수를 25 이하로 떨어트리면 혈당치도 확연히 내려간다. 단지 체중만 조절하면 되는데도 아무런 노력 없이 인슐린 투여만 고집하는 사람도 있다.

고혈압 환자 역시 혈압 강하제를 서너 종류나 복용하는 사람이 있는데 약으로 혈압을 낮췄다고 해서 나았다고 볼 수는 없다. 진정한 의료란 원인을 밝혀 병을 낫게 하는 것이다. 약에 기대지 않고 본질에 다가가 병의 뿌리를 뽑아야 한다. 비만이 문제라면 체중을 조절한다는 단순한 원리다.

그리고 살을 빼려면 움직이기, 즉 걷기를 빼놓을 수 없다.

빈곤과 무지가 아이들을 비만으로 내몰고 있다

최근 빈곤과 비만의 상관관계가 사회 문제로 떠오르고 있다. 일본인 중에는 비만이 없다는 말이 있지만 이제는 옛말이 되었다.

야간 고등학교의 의료 업무를 위탁받은 학교의로서 매해 전교생을 대상으로 건강 검진을 실시하다 보면 비만 학생이 상당히 많다는 사실에 깜짝 놀라곤 한다. 아이들은 언제부터 이렇게 살이 쪘을까? 때로는 100킬로그램이 넘는 학생도 있다.

비만에는 몇 가지 원인이 있는데 특히 아이들에게는 '대물림 되는 잘못된 생활습관'이 심각한 문제다. 비만 체질은 단순히 유전적 요인은 아니다. 더 큰 문제는 살찌기 쉬운 생활습관을 이어받는다는 점이다. 그리고 그 배경에는 빈곤이 뿌리 깊게 박혀 있다.

소득이 낮을수록 비만율이 높고 소득이 높을수록 비만율이 낮은 현상은 외국에서도 자주 발견된다. 결국 빈곤이 비만을 부른다는 뜻인데, 빈곤이라는 말은 '무지'無知라고 바꿔 말해도 의미가 통한다.

무엇이 건강을 해치는지 모르기 때문에 잘 걷지 않고 정크푸드로 끼니를 때우는 사람이 많다. 실제로 후생노동성에서 실시한 2010년 국민건강영양조사에 따르면 세대 소득이 낮을수록 운동을 멀리하고 채소 섭취량이 적으며 비만 여성이 많다는 사실이 밝혀졌다.

부모가 건강에 무지하면 아이들도 부모와 똑같은 생활방식을 물려받는다. 그 결과 아직 고등학생인데도 100킬로그램이 넘는 비만에 이르거나 생활습관병이 나타나기도 한다.

가정환경이 아이의 운명을 결정짓지 않도록 어릴 때부터 학교에서 건강 교육을 실시해야 한다. 이는 최근에 더욱 절실히 느끼고 있다.

내가 학교 의료 업무를 위탁받은 야간 고등학교에서는 약 10년 전부터 전교생을 대상으로 건강 수업을 실시하고 있다. 덕분에 특별 수업이라는 형식을 빌려 1년에 여러 번 학생들에게 이야기할 기회를 얻는다.

이렇게 건강 수업이 많아진 계기는 어느 해의 건강 검진이었다. 아직 만으로 열다섯 살인데 척추가 휜 아이, 외국에서 마주칠 법한 초고도비만 체형인 아이, 이미 생활습관병이 진행된 아이를 진단했다. 눈앞에서 이러한 결과를 확인하니 '1년에 한두 번으로는 부족하다. 본격적으로 수업을 해야겠다'는 생각이 들어 수업 횟수를 늘리게 됐다. 자원봉사로 진행하는 수업이지만 아이들의 장래를 조금이라도 좋은 방향으로 이끌고, 무지로 인해 발생하는 질환을 줄일 수 있다고 생각하면 동네 의사로서 더할 나위 없는 보람을 느낀다.

마음 같아서는 유아기부터 건강 수업을 도입하고 싶지만 당장 실행하기에는 무리가 따를 것이다. 그러나 적어도 초등 교육 과정부터 '건강'이라는 과목을 만들어 '비만이 왜 나쁠까?', '어째서 비만이 생길까?' 등을 철저히 가르쳤으면 한다.

물론 걷기가 얼마나 중요한지도 건강 수업에서 다뤄야 할 것이다. 체육 수업과는 별도로 걷기 수업을 만들면 좋겠다는 생각도 한다. 예를 들어 일주일에 두 번 정도는 한 시간 동안 그저 걷기만 하는 수업을 만드는 것이다. 어릴 때부터 충분히 걸으면 걷기의 즐거움에 자연스럽게 눈을 떠 걷기를 습관화하기도 쉽다.

걷기를 잊고 살다 보면 비만도가 높아져 메타보 검진에서 관리 대상으로 분류될 가능성이 높아진다. 치료를 위해 의사에게 약을 처방받지만 차도가 없다는 느낌에 흐지부지 복용을 중지하고 그대로 중년이 된 후에는 뇌경색이나 심근경색을 일으켜 갑자기 쓰러지거나 암이나 치매가 발병할 수도 있다.

이 모든 일의 근원인 생활습관병을 예방하는 가장 좋은 대책은 역시 걷기다.

생활습관병 치료에는
식사보다 걷기가 중요하다

식이요법만으로는 건강을 보장할 수 없다.
움직여야 살이 빠지고 생활습관병에
걸릴 위험이 줄어든다. 반대로 걷지 않으면
대사 증후군에 걸리기 쉽고
이는 심근경색, 뇌졸중, 암, 치매를 유발한다.

항치매제부터 끊어라

치매

　　일본의 치매 환자는 460만 명에 달하며 치매 예비군까지 더하면 900만 명을 웃돈다. 이는 당뇨병 환자에 맞먹는 숫자다. 특히 80세 이상은 네 명 중 한 명이 치매 환자라고 알려졌다.

　　치매 유병률이 증가하는 첫 번째 원인은 장수다. 나이가 들면 누구나 어느 정도는 정신이 흐려진다. 이는 자연스러운 노화 현상이므로 어쩔 도리가 없다.

　　문제는 인지 기능이 원래 나이에 비해 저하된 경우다.

혈관 나이, 뼈 나이라는 말이 있듯 뇌에도 건강 나이가 있는데 두 뇌의 나이가 실제 나이보다 훨씬 앞서면 문제가 발생한다. 이 경우 업무 능력이 떨어지거나 집안일을 제대로 하지 못하는 등의 전조 증상을 보이지만 대개는 크게 신경 쓰지 않는다. 결국 증세가 악화돼 사회생활에까지 지장이 생기고 나서야 병원을 찾은 뒤 비로소 치매라는 진단을 받는다.

같은 연령대에 비해 인지 기능이 저하된 '젊은 치매 환자'가 늘어나는 이유는 무엇일까? 앞서 설명한 생활습관병 증가와 관계가 깊다. 특히 치매와 가장 밀접한 질환은 당뇨병인데 당뇨병 환자는 치매에 걸리기 쉽다.

한 연구에서는 당뇨병에 걸리면 치매에 걸릴 위험이 2배로 높아진다는 결과가 나오기도 했다. 즉, 당뇨병 환자가 증가할수록 치매 환자도 증가한다. 참고로 흡연의 유해성은 더 심각해서 담배를 피우면 치매 위험이 2~3배 높아진다.

이렇게 고령화 진행과 생활습관병 증가의 영향으로 치매 환자가 급증하면서 치매 대책이 국가적 과제로 떠올랐다. 그리고 2015년 1월, 정부는 '신 오렌지플랜'이라고 이름 붙인 국가적 치매 대책 전략을 내놓았다.

신 오렌지플랜의 내용을 간단히 설명하면 다음과 같다. 지역 사회의 개업의를 치매 돌봄 의사로 선정해 치매 대처 능력을 높인다. 이들이 치매 의심 환자를 발견하면 전문 병원에 소개하고, 전문 병원에서는 자기공명영상MRI이나 단일광자 단층촬영SPECT으로 뇌 검사를 실시한다. 검사 결과 치매라고 진단하면 항치매제를 처방한다. 이 방법은 상당히 문제가 있는 '전략'이다.

우선 항치매제라고 불리는 약은 현재 네 종류인데 모두 치매를 근본적으로 낫게 하는 치료약이 아니다. 어디까지나 치매의 진행을 늦추는 약일 뿐이다. 복용자의 약 30~40퍼센트만 효과를 보았다는 해외 자료도 있다.

한편 복용 부작용으로 공격적인 행동을 보이거나 걸핏하면 화를 내는 등 오히려 증상이 악화되는 환자도 있다. 항치매제 가운데 가장 일반적으로 사용되는 아리셉트Aricept는 '3밀리그램으로 복용을 시작해 2주일 뒤에는 반드시 5밀리그램으로 증량할 것'이라는 규정이 있다. 나는 이전까지 온화했던 환자가 복용량을 늘리자마자 쉽게 흥분하고 난폭해지는 모습을 적잖이 보아왔다. 약에 대한 부작용이므로 나라면 당연히 약을 줄이거나 복용을 중지시키지만 약효가 없다고 판단해 오히려 처방량을 늘리는 의사가 많은 듯하다. 증량하면 더욱 큰 부작용이 오리라는 사실은 불을 보듯 뻔한데도 말이다.

또한 항치매제가 효과를 보여 진행을 늦춘 환자라도 언제까지나 약효를 보리라는 보장은 없으며 계속해서 투여하다 보면 전혀 도움을 받을 수 없게 된다. 그러므로 항치매제에 과도하게 의지하는 것은 옳지 않다.

신 오렌지플랜의 효과를 기대할 수 없다면 어떻게 해야 할까?

치매를 예방하기 위해서는 우선, 치매 예비군이라고 불리는 경도 인지 장애MCI, Mild Cognitive Impairment 단계부터 주목해야 한다. 경도 인지 장애란 그대로 방치하면 약 50퍼센트의 환자가 치매로 진행되지만 주의를 기울이면 아직 돌이킬 수 있는 상태다. 이 단계에서 발견하면 스스로 치매를 예방할 수 있다.

경도 인지 장애 진단은 현실적으로도 가능하다. 아무 증상이 없어도 조기에 경도 인지 장애를 발견하는 MCI 스크리닝 검사가 개발된 것이다.

이 검사는 알츠하이머의 원인 물질로 알려진 베타 아밀로이드가 뇌 내에 축적될 때 함께 검출되는 세 종류의 단백질을 분석해 경도 인지 장애의 위험도를 A에서 D까지 4단계로 평가한다. 채혈만으로 검사가 가능하며 비용은 2만~3만 엔(한화로 약 21만~32만 원—옮긴이) 정도라고 한다.

효과적인 치매 예방법은 두 가지뿐이다

만약 MCI 스크리닝 검사를 했는데 경도 인지 장애 위험도가 가장 높은 D단계로 판정받아 치매 가능성이 높다는 소견을 들으면 어떻게 해야 할까?

예비군 단계에서 효과적으로 치매를 예방하는 방법은 두 가지다.

첫 번째는 실로스타졸cilostazol 성분의 치료제를 복용하는 것으로 프레탈Pletaal이라는 상품이 유명하다. 실로스타졸은 원래 뇌경색 재발 억제에 주로 사용되었다. 지금까지 치매를 예방하기 위해 몇백 종류나 되는 신약의 임상 실험이 이루어졌지만 별다른 성과를 거두지 못하다가 기존의 치료제를 연구한 결과, 실로스타졸에서 치매 예방 효과를 발견했다고 한다.

그러나 현재 일본에서는 뇌경색 후의 재발 예방이나 만성 동맥폐색증(동맥이 막혀서 신체 말단까지 혈액이 공급되지 못하는 질환)에 처방했을 때만 건강보험 급여가 지급되며 치매 치료제로는 보험이 적용되지 않는 실정이다.

의학적 근거가 밝혀진 두 번째 치매 예방법은 무엇일까? 바로 걷기다. 정확히 말하면 '계산하며 걷기'다.

계산하며 걷기가 치매 예방에 효과적이라는 근거는 일본에서 밝혀졌다. 아이치愛知 현에 위치한 국립 장수의료 연구센터에서 실시한 연구로, 베타 아밀로이드의 침착이 확인돼 치매가 시작되었다고 판정된 경도 인지 장애 환자가 1년간 매일 한 시간 동안 50에서 3씩 뺄셈을 하며 걸었더니 뇌에 쌓이기 시작했던 베타 아밀로이드가 사라졌다고 한다.

계산을 하면서 걷기만 하면 된다. 즉, 머리를 쓰며 걷기가 요령이다. 누구나 언제 어디서든 간단하게 실천할 수 있는 방법으로 치매를 예방할 수 있다니 하지 않을 이유가 없다.

치매가 이미 시작됐다면 어떨까?

치매 환자는 밥을 먹었다는 사실을 기억하지 못하고 몇 번이나 다시 먹기도 하므로 탄수화물 중독에 빠지기 쉽다. 따라서 식사도 중요하지만 내 경험상 음식으로 치매를 고치기는 어렵다. 예방과 마찬가지로 치료 단계에서도 걷기가 가장 좋은 방법이다.

치매 환자는 걷는 도중에 자신이 어디로 가고 있으며 현재 어디에 있는지 기억하지 못해 미아가 되기 쉬우므로 간병인도 함께 산책을 하는 편이 좋다. 함께하는 산책은 치매 환자뿐 아니라 간병인에게도 큰 효과가 있다.

집에서 환자를 돌보다 보면 뜻대로 되지 않는 일도 많고 회복될 기약 없이 불안한 앞날 때문에 극심한 스트레스를 받아 간병 우울증에 걸리기 쉽다. 성실하게 간호에 임하는 사람일수록 스트레스를 쌓아두기 쉬운데 환자와 함께 산책을 하면 두 사람 모두 기분이 좋아지고 긍정적인 기운이 샘솟을 것이다.

걷기와 뇌 내 호르몬의 관계는 60쪽에서 자세히 설명하겠지만 걸으면 행복을 느끼게 해주는 호르몬인 세로토닌이 증가한다. 세로토닌은 기분을 조절하고 기억력과 학습에도 영향을 미치는 호르몬이다. 팔짱을 끼거나 손을 잡거나 어깨를 맞대고 걸으면 옥시토신이라는 호르몬 분비도 촉진된다. 옥시토신은 출산 시에 자궁을 수축시키거나 모유를 나오게 할 때 작용하는 호르몬이다. 사랑 호르몬이라고 불릴 만큼 안도감, 행복감, 신뢰감 등을 높이는 역할을 한다.

따라서 치매 환자일수록 누군가가 곁을 지키며 자유롭게 걷도록 도와야 한다. 하지만 현실은 정반대인 경우가 많다.

치매 진단을 받으면 정신병원이나 요양 시설에 강제로 입원시키는 경우도 있다. 환자는 본인의 집이 아니라는 사실을 알기 때문에 항의하거나 귀가를 요구하다가 진정제를 투여받기도 한다. 또 병원이나 시설에서는 자유롭게 외출하거나 걸을 수 없기 때문에 그저 멍하니 자리에 앉은 채로 하루를 보낸다. 그런 상황에서 치매는 악화될 뿐이다. 시설 입소 뒤에도 가능한 매일 걷는 것이 중요하다.

어느 사찰의 주지 스님이 운영하는 장애노인주간보호서비스에서는 치매 환자가 넓은 경내에서 자유롭게 산책할 수 있다. 마치 방목 상태와 같은데 그 결과 치매와 관련된 모든 증상이 점점 호전되었다고 한다.

치매 환자가 길을 잃거나 주위에 폐를 끼칠지도 모른다는 우려 때문에 병원이나 시설은 물론 자택에서조차 외출을 통제하기 십상이지만 이는 큰 잘못이다. 치매 환자일수록 누구보다 걸어야 한다.

걷기 자체가 뇌에 좋을뿐더러 밖에서 걷다 보면 상점에서 물건을 사거나 이웃 사람을 만나 이야기를 하는 등 커뮤니케이션을 하게 된다. 이러한 자극은 매우 중요하다. 걷기는 치매 환자 간호에서 결코 간과할 수 없는 부분이다.

걸으면 치매 원인 물질인 베타 아밀로이드가 사라진다

치매 증세를 약으로만 다스리려는 방법은 잘못됐다.
걷기는 몸과 뇌, 마음까지 다스리는
최고의 예방책이자 최강의 치료법이다.
치매 환자를 걷지 못하게 하거나
사회와의 접점을 차단하는 간병은 절대 하지 마라!

걷기로 기대수명이 늘어난다

암

우리는 이제 두 명 중 한 명이 암에 걸리고, 세 명 중 한 명이 암으로 사망하는 시대를 살고 있다. 암 때문에 고통받거나 죽음을 맞는 환자가 많은 만큼 암 예방법에 대한 관심도 날로 높아지고 있다.

국립 암 연구센터 산하의 암 예방검진 연구센터는 '암 예방을 위한 열두 가지 생활 수칙'을 발표했다. 구체적으로는 담배 피우지 않기, 남이 피우는 담배 연기 피하기, 적당히 음주하기, 균형 잡힌 식생활 하기 등이 포함되는데 한마디로 생활습관병 예방이야말로 최고의 암 예방법이라는 뜻일 것이다.

당뇨병, 고혈압, 고지혈증 등의 생활습관병은 많이 걸을수록 개선되며 현대병의 대부분은 걷지 않아서 발생한다는 점은 이미 설명했다. 즉, 걷지 않는 생활습관이 병을 부르고 암을 일으킨다.

사실 인간은 가장 암에 걸리기 쉬운 동물이다. 인간의 약 30퍼센트가 암으로 죽는 반면 다른 동물들의 암 사망률은 매우 낮다. 인간과 99퍼센트의 유전자가 일치하는 침팬지가 2퍼센트 이하, 개와 고양이는 그 절반인 1퍼센트 이하, 물속을 자유롭게 헤엄치는 물고기는 더욱 낮은 0.1퍼센트 이하라고 한다.

다만 집에서 기르는 개와 고양이의 사망 원인은 인간과 마찬가지로 암이 많으며, 애견의 30퍼센트가 암으로 죽는다는 조사 결과도 있다. 인간과 함께 생활하는 스트레스가 암 발생률을 높이는지도 모른다.

움직이지 않는 동물일수록 암에 걸리기 쉽다는 사실도 밝혀졌다. 항상 움직여야 하는 야생 동물은 거의 암에 걸리지 않는다고 한다. 인간도 비슷해서 아프리카 오지에서 생활하는 부족처럼 해돋이와 함께 일어나 해가 지면 잠이 들고 항상 걸으며 생활하는 사람들에게 암이라는 질병은 없다.

그런 의미에서 암은 자연스러운 수면 리듬이 깨지고 걷지 않는 사람에게 찾아오는 문명병이라고도 할 수 있다.

　암은 왜 발생할까? 암의 직접적인 원인은 유전자 손상이다.

　유전자 손상은 부모의 유전자가 대물림되면서 생기기도 하지만 대부분은 담배, 자외선, 화학 물질, 스트레스, 나쁜 식습관 등의 후천적인 원인이나 돌연변이 때문에 발생한다.

　통상적으로는 유전자가 손상되더라도 곧바로 복구되는 것이 정상이다. 하지만 손상된 유전자가 그대로 복제될 때도 있으며 이러한 오류가 여러 번 누적되면 암세포가 발생한다. 유전자 복제 오류는 나이가 들수록 많아지므로 암이 노화의 일종이라고 보는 견해도 있다.

　사실 건강한 사람의 몸에도 매일같이 5000개 이상의 작은 암세포가 생성된 뒤 사라진다는 주장도 있다. 체내에 생성된 작은 암세포를 발견해 퇴치하는 것은 우리 몸에 자연적으로 존재하는 면역 체계다.

　컴퓨터에 백신 프로그램을 설치하면 악성 바이러스를 자동으로 발견해 차단하거나 삭제한다. 바로 이러한 기능이 우리 몸에도 준비돼 있다. 그런데 면역력이 저하되면 암세포의 일부를 놓치게 된다. 애초에 유전자가 손상될 확률도 높다.

　그러므로 유전자가 손상될 확률을 낮추고 만약 복제 오류가 반복돼 암세포가 생기더라도 빈틈없이 격퇴할 수 있도록 면역 체계를 튼튼히 유지해야 한다. 이때 가장 좋은 방법이 걷기다.

걸을수록 면역 세포가 활성화되기 때문이다.

최근 연구에서 적절한 운동이 습관화된 사람은 그렇지 않은 사람에 비해 NK세포Natural Killer Cell(자연살해세포라고도 함—옮긴이)라는 면역 세포가 활성화된다는 사실이 밝혀졌다. NK세포는 바이러스에 감염된 세포나 암세포만을 직접 파괴하는 든든한 아군이다.

위 연구 결과에서 주목할 것은 '적절한 운동'이라는 표현인데 지나치게 격렬한 운동은 오히려 면역력을 저하시킨다. 무리한 운동을 하면 인체의 세포나 유전자를 산화시켜 손상을 입히는 활성 산소가 증가하기 때문이다. 덧붙여 NK세포를 활성화하려면 즐겁게 운동하기도 중요하다고 한다. 그러니 유쾌한 마음으로 걷는 것이 바로 건강을 지키는 비결이다.

암을 예방하기 위해 값비싼 건강 보조제를 복용하거나 건강식품을 섭취하는 사람이 많지만 걸으면 그럴 필요가 없다. 다시 한 번 강조하지만 무엇보다 걷기가 중요하다.

암은 노화의 일종이므로 오래 살수록 암에 걸릴 확률도 높아진다. 노화 때문에 발생하는 암을 100퍼센트 예방할 길은 없지만 생활 습관 때문에 발생하는 암은 미리 대처할 수 있다. 시간이 허락되는 한 걸어보자. 암 발생 위험을 분명히 줄일 수 있다.

몸을 움직여 활기를 되찾은 말기 암 환자

마지막으로 한 환자의 사례를 소개한다. 60대 남성인 이 환자는 암을 발견했을 때 이미 뼈 전이까지 진행된 상태라 폐암 4기 진단을 받았다. 여생이 얼마 남지 않았다고 진단한 병원에서는 항암 치료를 권했지만 환자는 병원 생활을 거부했고 우리 병원을 찾아 재택 호스피스를 하고 싶다고 말했다.

처음 그 환자를 만났을 때는 당장 세상을 떠난다 해도 이상하지 않을 만큼 기력이 쇠한 상태였다. 그런데 2주에 한 번씩 병원을 찾을 때마다 점점 볕에 그을린 얼굴로 생기를 되찾더니 종양표지자(암세포 때문에 생성되는 이상 물질로 암의 치료 결과나 경과 관찰 지표로 활용됨―옮긴이) 수치도 꾸준히 낮아졌다. 약 2개월이 지나자 종양표지자 수치는 20분의 1 수준으로 떨어졌다.

그 사이 내가 했던 치료는 면역력을 높이기 위해 보중익기탕이라는 한약을 처방했을 뿐이었다. 동시에 매일 걷기를 권했다. 그 환자는 채소 가꾸기가 취미여서 농장을 빌려 열심히 농사를 지었고 수확한 채소를 지인에게 보내기도 했다.

환자는 즐겁게 일상을 보내며 날렵한 인상과 활기를 되찾았고 종양표지자 수치도 계속 낮게 유지했다. 그러던 어느 날, 병원에 처음 내원한 뒤 4개월이 지났을 무렵 밭에서 일하다가 갑자기 호흡 곤란을 일으켰고 일주일 뒤에 자택에서 숨을 거두었다. 평온한 임종이었다. 그런데 신기하게도 폐암의 종양표지자 수치는 마지막까지 낮은 상태였다.

왜 종양표지자 수치가 급격히 내려가고 한때는 농사일을 즐길 만큼 기운을 되찾았을까? 걷기가 얼마나 효력을 발휘했는지는 명확하지 않지만 분명 면역력 향상에 상당히 도움이 됐을 것이다.

이 환자는 본인의 의지로 병원에서 멀어졌지만 수술, 항암제, 방사선요법 등의 적극적 치료를 받았다고 해도 모든 과정을 감당할 체력이 뒷받침됐을지도 관건이다. 그런 의미에서도 평소 부지런히 걸어 체력을 길러야 한다.

암은 푹 쉬면서 안정을 취해야 낫는다고 믿는 사람이 많지만 암에 걸렸을 때야말로 걸어야 한다.

암에 걸려도
걷기로 수명을 늘릴 수 있다

지나치게 격렬한 운동은
오히려 세포나 유전자를 손상시킬 수 있다.
암을 예방하기 위해서는 걷는 정도의
적절한 운동이 효과적이다.
암에 걸렸더라도 걸을 수 있는 만큼 걷자.
걸으면 면역력이 높아지고 치료를 감당할 체력이 생긴다.

걷기만으로 변비 탈출!

위장질환

역류성 식도염, 위−식도 역류 질환, 기능성 위장 장애, 과민성 대장 증후군……. 다소 어려운 용어를 나열했지만 아주 간단히 말하면 위와 장의 기능이 약해져 발생하는 질환들이다.

역류성 식도염은 위액이나 위의 내용물이 식도로 역류해 염증을 일으키거나 가슴이 쓰리는 등의 불편한 증상을 유발한다. 위−식도 역류 질환 역시 위산이나 위의 내용물이 식도 안으로 역류해 나타나는 증상의 총칭으로, 역류성 식도염도 위−식도 역류 질환에 속한다.

기능성 위장 장애란 검사 결과 아무 이상이 없는데도 소화 불량, 복통, 더부룩함 등의 증상이 가시지 않는 질환을 가리킨다. 과민성 대장 증후군은 복통, 복부 팽만 등의 불쾌한 증상과 함께 설사 혹은 변비가 반복되는 질환으로 배변 후 증상이 호전되는 특징이 있다.

최근 위와 같은 질환을 앓는 환자가 큰 폭으로 증가했다고 알려졌다. 예전이라면 메스꺼움, 속 쓰림, 설사, 변비 같은 말로 설명하며 대수롭지 않게 넘어갔을 증상들인데 이제는 그럴싸한 병명이 붙어 약물 치료의 대상으로 바뀌었다.

이들 질환의 공통점은 식도, 위, 장 등의 내시경 검사 결과 아무 문제가 없는데도 이상 증상이 계속된다는 점이다. 이처럼 특별한 물리적 원인 없이도 위장 기능 장애를 겪는 사람이 급증하고 있다.

위와 장의 기능을 조절하는 신체 기관은 어디일까? 바로 자율신경이다. 익히 알려졌듯 자율신경은 교감신경과 부교감신경으로 나뉜다. 교감신경은 몸을 움직일 때나 긴장하거나 스트레스를 받았을 때, 부교감신경은 신체가 안정되었을 때 작용한다. 이 두 신경의 균형이 깨지면 자율신경이 지배하는 위와 장의 기능에도 이상이 생긴다.

"지금 속이 안 좋으신 건 자율신경 기능이 저하되었기 때문이에요" 하고 환자에게 설명하면 "그럼 자율신경 기능이 좋아지는 약을 주세요"라는 말이 되돌아오기 일쑤지만 필요한 처방은 약이 아니라 걷기다. 자율신경 기능을 개선하는 데 걷기보다 좋은 방법은 없다.

여러분도 짐작하겠지만 걸으면 배가 고파지고 장운동이 시작되기 때문이다.

사실 일본인은 변비가 거의 없는 민족이었다. 세계에서 가장 좋은 변을 보는 민족이라는 연구 결과도 있다. 소화기 분야의 가장 권위 있는 학술지인 《가스트로엔테롤로지》Gastroenterology에 관련 논문이 게재되었을 정도다. 그 내용은 이렇다. 여러 민족의 변을 비교했더니 일본인의 변은 양이 많고 중량도 무거워서 물에 가장 잘 잠겼다고 한다. 참고로 일본에서는 일러스트로 똥을 그릴 때 소프트 아이스크림의 윗부분처럼 묵직하게 표현한다.

왜 일본인은 변비가 없고 배변의 질도 세계 최고였을까? 식물 섬유가 풍부한 채소를 충분히 섭취하고 잘 걷는 민족이었기 때문이다. 그런데 지금은 백팔십도 달라져서 채소를 멀리하고 걷지 않게 되었다. 덕분에 변비약 처방을 원하는 환자들이 하루가 멀다 하고 병원에 내원한다.

게다가 대부분의 환자는 변비약을 한 종류만 찾지 않는다. 많게는 네 종류까지 처방을 원하는 환자도 보았다. 일반 변비약이 듣지 않아 매일 관장약을 사용한다는 20대 여성 환자도 있었다.

나는 꼭 걷기를 권하지만 환자들은 이런저런 이유로 걷지 않는다. '이래서야 걷기 싫을 수밖에 없지' 하는 생각이 절로 드는 하이힐을 신은 여성도 많다. 높은 구두를 신고 "변비가 심해서요. 약 좀 처방해주세요" 하며 진료실에 들어오는 환자를 볼 때마다 말로 표현할 수 없는 기분이 되곤 한다.

'변비를 고치려면 채소를 많이 먹어야 한다', '변비에는 요구르트가 좋다', '프룬(말린 자두)이나 바나나도 효과가 있다더라' 등 변비 개선에 효과적인 식품에 대해서는 많이 들어보았을 것이다. 실제로 시도해본 사람도 많지 않을까?

먹으면 내보내는 것이 생명의 섭리이므로 무엇을 먹는가는 분명히 매우 중요한 문제다. 하지만 식사만으로 변비를 해결하기에는 한계가 있다. 역시 걸어야 한다.

다만 자리에 몸져누운 환자는 점점 혼자 힘으로 배변을 해결하기 어려워진다. 그래서 관장이나 적변(손가락을 넣어 변을 꺼내는 방법―옮긴이)을 할 때도 있다.

원래 누워서는 배에 힘을 주기 어렵기 때문에 배변이 쉽지 않다는 문제도 있지만, 걷지 않는 동안 근력이 약해지고 자율신경 기능이 저하돼 장운동이 둔화된 것도 원인이다. 걸을 수 있는 사람은 걸어야 자율신경이 활성화돼 위장의 연동운동이 자연스럽게 촉진된다.

복부 팽만감을 덜기 위해 임시방편으로 변비약을 사용하는 것은 좋다. 그러나 잘 걸으면 약은 필요 없어진다. 걸으면 장이 움직인다. 지극히 단순하고 간단한 진리다.

뇌 건강도 장이 결정한다

최근 장내 세균이나 장내 환경이라는 말을 자주 듣지 않는가? 장내 세균이란 장 안에 서식하는 세균을 가리키는데 인간의 장에는 3만 종류, 1000조 개 이상의 장내 세균이 산다고 한다. 인체를 구성하는 세포의 수가 약 60조 개라고 알려져 있으니 우리는 그보다 많은 수의 세균을 장 안에 품고 사는 셈이다. 그 많은 장내 세균은 종류별로 집단을 이루며 장벽에 붙어산다.

장내 세균을 크게 나누면 20퍼센트는 유익균이며 10퍼센트는 유해균, 나머지 70퍼센트는 이롭지도 해롭지도 않은 중간균이다. 이 비율은 어디까지나 건강한 사람일 경우다. 인간 사회는 환경이 나빠지면 좋은 사람이 줄고 나쁜 사람이 늘어난다. 장내 세균도 이와 같아서 장내 환경이 나빠지면 유해균의 비율이 증가하고 유익균의 비율이 줄어들어 몸에 나쁜 영향을 끼친다.

장내 환경이 나쁘면 변비에 걸리기 쉬워진다는 결과는 누구든 예상할 수 있을 것이다. 사실 장은 우리 몸 최대의 면역 기관이라고 알려져 있는데 체내 면역 체계의 대부분이 장에서 시작된다. 따라서 장내 환경이 나쁘다는 말은 비단 장만의 문제가 아니라 몸 전체의 면역 환경이 악화됐다고 해석할 수도 있다.

우울증 부분에서 다룰 행복 호르몬인 세로토닌도 대부분 장에서 만들어진다. 장은 다양한 호르몬을 내뿜는 내분비기관이기 때문이다. 따라서 장내 환경이 악화되면 뇌 내 호르몬의 균형도 무너진다.

많은 사람들이 뇌와 장의 지배 관계는 뇌가 위, 장이 아래라고 생각할지 모른다. 그러나 사실 장이 위이기 때문에 굳이 말하자면 장이 뇌를 지배하는 것이다.

이는 생물의 진화 과정을 보아도 명백하다. 지구상에 최초의 다세포 생물이 출현한 시기는 40억 년 전이고, 동물로 진화된 시기는 5억 년 전인데 최초에 생긴 신체 기관은 장이었다. 지금도 히드라나 말미잘처럼 뇌와 심장 없이 장만 존재하는 강장동물이 있는 반면, 장이 없는 동물은 존재하지 않는다. 역시 뇌보다 장이 우선이다.

여담이지만 한 나라의 정상인 아베 신조安倍晋三 총리는 궤양성 대장염이라는 지병을 앓고 있다. 이 병은 대장의 점막에 염증 또는 궤양이 생기는 질환이다. 현재 장내 환경이 상당히 좋지 않으리라 추정된다. 즉, 뇌 내 호르몬의 균형에도 악영향을 받았을 가능성이 높다. 주제넘은 참견일지 모르지만 궤양성 대장염이 정치 판단에 영향을 미치지는 않을지 국민의 한 사람으로서 굉장히 걱정된다.

어쨌든 장내 환경이 나빠지면 행복 호르몬인 세로토닌을 비롯한 뇌 내 호르몬의 균형이 무너진다. 장 기능을 조절하는 것은 자율신경이고 자율신경 기능을 개선하려면 걷기가 으뜸이다. 즉, 걸을수록 장은 물론 뇌도 건강해진다.

걸으면 호르몬 분비가 조절돼
위장이 편안해진다

위장 기능을 정상화하려면 식이섬유가 풍부한
채소, 과일 등의 적절한 식품을 섭취하고
걷기를 병행해 자율신경을 조절해야 한다.
걸으면 장내 환경이 좋아진다.
장이 변하면 뇌 내 호르몬 균형도 바로잡힌다.

내성 없는 완벽한 항우울제, 걷기

우울증

                                               우울증도 최근 들어 환자 수가 급증한 질환이다. 후생노동성의 조사에 따르면 1984년에 11만 명이었던 우울증 환자는 1993년에 20만 명, 2002년에 55만 명에 이르렀고 2010년에는 70만 명에 달하는 등 무서운 기세로 늘고 있다고 한다. 조울증까지 포함하면 100만 명을 넘는다. 친척, 동료, 이웃 등 가까운 지인 중에도 의외로 많은 사람이 우울증으로 힘들어할지 모른다.

    왜 이렇게 우울증 환자가 급증했을까?

흔히 현대사회를 가리켜 스트레스 사회라고 할 만큼 끊임없이 스트레스를 받는 환경도 원인이지만 '우울증은 마음의 감기', '잠들지 못할 때는 의사에게' 같은 말처럼 조기 치료를 권장하는 분위기가 확산돼 우울증 진단 빈도가 증가했다는 지적도 있다. 그리고 그 이면에는 급증하는 항우울제 처방이 있다.

우울증은 약으로 치료된다고 생각하는 사람이 많을 것이다. 실제로 우울증 증상을 토로하며 의료 기관에서 진찰을 받으면 대부분의 의사가 우선은 약을 처방한다. 가장 널리 사용되는 항우울제는 SSRI와 SNRI다. SSRI는 선택적 세로토닌 재흡수 억제제Selective Serotonin Reuptake Inhibitor이며 SNRI는 세로토닌–노르에피네프린 재흡수 억제제Serotonin-Norepinephrine Reuptake Inhibitor(노르아드레날린을 노르에피네프린이라고도 함—옮긴이)이다.

사실 이 두 가지 약이 발매된 후 항우울제 사용량이 급격히 증가했다. 1999년까지 일본 항우울제 시장의 규모는 약 150억 엔(한화로 약 1650억 원)이었는데 SSRI와 SNRI가 발매된 직후 무려 20퍼센트 이상 증가했고 2008년에는 약 1200억 엔(한화로 약 1조 3200억 원)으로 성장했다. 겨우 10년 사이에 8배나 증가한 셈이다.

약물 복용으로 우울증이 치유되면 좋겠지만 별다른 호전 없이 그저 습관적으로 복용하는 환자가 상당히 많다. 좀처럼 약을 끊지 못하고 평생 약에 의존하며 사는 환자도 있다.

약물 치료가 우울증의 근본적인 해결책이 될 수는 없다. 오히려 점점 높아지는 자살률과 정신병 치료약이 어떤 관련이 있지 않은지 걱정될 정도다. 자살과 정신병 치료약의 인과관계에 대해서는 충분한 검증이 필요하지만 결코 무시할 수 없는 사안이다.

걸으면 항우울제를 끊을 수 있다

우울증은 걸으면 개선된다. 우울증이란 뇌 내의 세로토닌 또는 노르아드레날린이라는 호르몬이 부족한 상태인데, 걸으면 이 호르몬들이 증가하기 때문이다. 그러므로 하루에 5분이라도 좋으니 일단 걸어야 한다.

우리 병원의 외래 진료에는 우울증 환자도 매일같이 내원한다. 그때마다 "꼭 걸으세요", "걸으시면 약을 안 드셔도 돼요" 하고 말씀드리지만 환자들은 좀처럼 걷지 않는다.

걷기를 비롯해 그 어떤 일에도 의욕이 솟지 않는 무기력이야말로 우울증의 전형적인 증상이니 당연한 반응일지 모른다. 많은 우울증 환자가 밝은 낮에는 밖에 나갈 기운조차 없다며 해가 기울고 진료 시간이 끝날 무렵에 내원한다.

어느 정도 연배가 있는 일본 사람에게는 어린 시절 여름방학이 되면 이른 아침마다 동네 공원이나 공터에 모여 라디오 체조를 했던 추억이 있을 것이다. 체조를 하러 '갔다'기보다 아침 일찍 억지로 일어나 마지못해 '보내졌다'는 기억이 훨씬 많을지도 모르겠다. 하지만 어쨌든 정해진 장소에 도착해 이리저리 몸을 움직이고 출석 도장을 받으면 나름대로 재미있고 개운한 느낌이 들지 않았는가?

우울증으로 힘들어하는 분들도 그런 기억을 떠올리며 억지로라도 몸을 일으켜 걸었으면 한다. 당장 실행하기 어렵다면 매일 습관처럼 걷게 될 때까지 일시적으로나마 항우울제를 최소량만 복용하면 치료에 도움이 될 것이다.

나는 항우울제의 효능 자체를 부정하지는 않는다. 그러나 장기간 복용하다 보면 의존성이 생겨 끊고 싶어도 끊지 못하게 될 수 있다. 하루에 5분, 10분이라도 걸을 만한 기운이 생기면 서서히 복용량을 줄이다가 마지막에는 약을 완전히 끊고 걷기만으로 전환하자. 이 방법이라면 초기 우울증은 3개월 만에 극복할 수 있다.

약물에만 의존하지 않고 최소한으로 활용하며 걷기를 지도하는 좋은 정신과의사, 좋은 내과의사를 만나야 한다.

항우울제는 걷게 될 때까지만 복용하는 임시방편이다

그런데 왜 3개월일까? 뇌 내 호르몬 상태를 개선하는 데 대략 3개월이 걸리기 때문이다.

앞서 언급했듯 우울증은 뇌 내의 세로토닌 및 노르아드레날린이라는 호르몬이 부족한 상태다. 뇌 안에는 세로토닌이나 노르아드레날린과 결합하는 자가수용체가 있는데, 호르몬의 양이 지나치게 많아졌을 때 체내에 이상이 생기지 않도록 억제하는 기능을 한다.

세로토닌과 노르아드레날린 수치를 높게 유지하기 위해서는 분비량을 증가시킬 뿐 아니라 감소하지 못하도록 막을 필요도 있다. 이를 위해 자가수용체를 생성하는 유전자의 기능을 저하시키려면 약 3개월이 걸린다고 한다. 따라서 우울증 극복에는 3개월이라는 시간이 필요하므로 그동안에는 꾸준히 걸어야 한다.

세로토닌과 노르아드레날린은 신경 세포에서 방출된 뒤 특정 수용체에 결합해 작용한다. 이때 다량으로 방출됐지만 수용체와 결합하지 못한 나머지는 원래의 신경 세포 끝에 있는 수송체를 통해 재흡수된다. 이 재흡수를 방해해 호르몬이 신경 세포로 돌아가지 못하도록 막는 것이 항우울제인 SSRI와 SNRI의 목적이다.

즉, SSRI와 SNRI는 세로토닌과 노르아드레날린이 신경 세포에 재흡수되는 현상을 막음으로써 수용체에 결합할 수 있는 양을 늘리는 약이다. 아주 간단히 설명하면 SSRI는 세로토닌을 늘리는 약, SNRI는 세로토닌과 노르아드레날린을 늘리는 약이라고 할 수 있다.

이쯤에서 떠오르는 사실이 있다. 앞서 말한 것처럼 걸으면 세로토닌과 노르아드레날린이 분비된다는 것이다. 알고 보면 걷기에는 항우울제와 같은 효능이 있는 셈이다.

한번 생각해보자. 약을 써서 세로토닌이나 노르아드레날린을 증가시키는 쪽이 좋은가, 아니면 걸어서 증가시키는 쪽이 좋은가?

당연히 걷는 편이 좋을 것이다. 항우울제 등의 향정신성 치료약은 처음에 효과를 보이다가 점점 듣지 않게 되는 경우도 있다(단 우울증의 경과 및 증상은 개인마다 차이가 있으므로 복용량 또는 복용 중단 여부는 주치의와 상담하여 결정하는 것이 좋다.―옮긴이).

치료 초기에는 약물요법이 필요할 수도 있다. 걸을 기운조차 없을 때 첫걸음 떼기라는 장애물을 넘기 위해 항우울제의 힘을 빌리는 것이다.

나를 찾은 환자 중에도 걷기로 우울증을 치료한 사례가 적지 않다. 어떤 환자는 우울증 때문에 정신건강의학과에 통원했지만 우리 병원에 내원한 뒤로 힘을 내 매일 걷게 되었고 멋지게 우울증을 극복했다. 그 후로 10년이 지났지만 재발하는 일 없이 지금도 건강하게 생활하고 있다.

돌이켜보면 그분에게 우울증은 걷기에 눈뜬 계기였다. 부디 다른 환자들도 우울증에 낙심하지 말고 걷는 즐거움과 만나는 기회로 삼기 바란다.

걷기는
항우울제도 끊게 만든다

걸으면 항우울제를 사용했을 때처럼
세로토닌과 노르아드레날린이 분비된다.
세로토닌을 늘리려면 약물보다 걷기를 활용하자.
항우울제는 걸을 수 있을 때까지의
연결 고리일 뿐이다.

상쾌한 아침을 위한 30분 산책

불면증

24시간 편의점이 확산되고 밤늦게까지 문을 여는 음식점이 속속 등장하는 등 밤에도 큰 지장 없이 생활하는 세상이 되었다. 야간 근로가 있어서 사회가 유지되기는 하지만 한밤중까지 번쩍거리는 조명이 켜진 환경은 우리의 수면 습관을 망가트리는 주범 중 하나다.

일본인의 평균 수면 시간은 해마다 줄고 있다. 외국과 비교해도 짧은 편이다. 경제협력개발기구OECD의 회원국과 비교하면 한국 다음인 두 번째로 평균 수면 시간이 짧은 나라가 일본이다.

수면 부족은 당뇨병, 비만, 심장병, 심지어 암의 발병 위험을 높인다고 알려져 있다. 수면 시간은 수명과도 관련이 있어서 하루에 약 일곱 시간을 자는 사람이 가장 오래 산다는 조사 결과도 있다. 물론 수면에는 개인차가 있기 때문에 꼭 일곱 시간이라는 숫자에 얽매일 필요는 없다. 그렇지만 일반적으로 알려진 '최소 여섯 시간은 자야 한다'는 말에는 나도 동의한다.

또한 빨리 자고 빨리 일어나는 아침형 생활이 가장 이상적이다. 기본적으로 문밖이 어두울 때 자야 한다.

내가 정기적으로 방문해 환자를 진료하는 요양 시설 중에는 저녁 6시에 소등을 하는 곳이 있다. 여름철에는 저녁 6시에도 아직 밖이 환하기 마련이다. 그런데도 왜 6시에 불을 끄고 잠을 자도록 할까? 단순히 주간 직원과 야간 직원이 교대하는 시간이기 때문이다.

아무리 규정이라도 주변이 밝으면 좀처럼 잠들지 못하는 것이 당연하다. 설령 잠이 들더라도 나이가 들면 수면 시간이 짧아지므로 여섯 시간쯤 지나면 자연히 눈이 떠진다. 그러면 한밤중에 깨어나 더는 잠들지 못해 주위를 서성이게 된다. 결국 해당 시설에서 12시가 넘은 한밤중에 전화해 "입주자가 배회해서 이만저만 난처한 게 아니에요. 방법이 없을까요? 약이라도 처방해주세요" 하고 요청하기도 한다.

자연스러운 수면 리듬을 철저히 무시한 처사다. 인간은 기계가 아니기 때문에 타인의 편의에 따라 잠들거나 깰 수는 없다. 이 요양 시설의 문제는 환자들의 불면증이 아니라 저녁 6시에 잠자리에 들도록 하는 규정이다. 그런 상황에서는 당연히 한밤중에 잠이 깰 것이다.

한편 야간 고등학교에 다니는 학생과 이야기하다 보면 아이들이 잠드는 시간이 얼마나 늦는지 깜짝 놀라곤 한다. 예전에는 밤 10시에서 11시 사이, 아무리 늦어도 12시에는 모두 잠자리에 들었다. 밤 12시만 돼도 바깥은 한없이 고요했으니 온 동네가 잠들었다고 해도 과언이 아니었다.

하지만 얼마 전 건강 수업에서 평소 몇 시에 잠드는지 물었을 때 12시 전이라고 답한 학생은 한 명도 없었다. 새벽 1시부터 하나둘 손을 들기 시작해 새벽 4시와 5시에 잠이 든다는 학생이 가장 많았다. 심지어 아침 8시를 훌쩍 넘겨 10시에 손을 든 학생도 있었다. 아침 10시 취침이라면 밤낮이 완전히 뒤바뀐 생활이다.

사정을 들어보니 야간 학교에 다니느라 밤낮이 바뀌었다기보다 아침에 일찍 일어나지 못해서 야간 학교를 선택했다는 학생이 상당히 많았다. 자야 할 시간에 자지 않고 수면 시간이 조금씩 뒤로 밀리는 현상을 '수면 위상 지연 증후군'이라고 하는데 젊은 층에서 증가하는 추세다. 젊은이들의 체내 시계가 제대로 작동하지 않는다는 의미다.

수면 위상 지연 증후군과 관련된 문제는 상당히 심각하다. 밤낮이 뒤바뀐 탓에 학업이나 취업이 어려워지는 등 정상적인 사회생활에 큰 지장을 준다. 결국 빈곤으로 이어지는 악순환에 빠질 가능성도 높다. 그러므로 올바른 수면 습관 기르기는 매우 중요하다.

수면제보다 오전 산책이 좋은 이유

올바른 수면 습관을 기르려면 낮 시간에 조금이라도 걸어야 한다. 특히 대부분의 고령자는 낮 시간의 활동량이 적기 때문에 밤이 되어도 쉽게 잠들지 못하는 사람이 많다. 피곤하지 않으니 잠도 오지 않는다는 지극히 단순한 이유로 불면증을 겪기도 하는 것이다.

반대로 낮 시간에 하이킹을 하며 반나절 정도 걸으면 누구든지 밤에는 푹 잠들곤 한다. 나도 골프장에 다녀온 날 밤에는 피곤해서 금세 쓰러져 잠이 든다. 따라서 "잠이 안 와요" 하고 불면증을 호소하는 환자에게는 "걸으면 자연스럽게 잠이 올 거예요"라고 답하며 꼭 걸으라고 권한다.

한 가지 덧붙이면 아침 해 쬐기도 소홀히 할 수 없다. 아침 해 쬐기가 중요한 이유는 두 가지다.

첫 번째, 체내 시계를 다시 맞추는 효과가 있다. 체내 시계의 한 주기는 24시간보다 조금 더 길다. 하루는 24시간이므로 그대로 두면 실제 시간과 체내 시간이 조금씩 어긋나게 된다. 그 차이를 없애기 위해 시간을 다시 맞추는 작업이 바로 아침 해 쬐기다.

두 번째, 멜라토닌이다. 아침 해를 쬐면 밤중에 멜라토닌이 분비된다. 멜라토닌은 수면 호르몬이라고 불리는 물질인데 뇌의 송과체에서 멜라토닌이 분비되면 맥박, 체온, 혈압이 떨어져 자연스럽게 잠이 든다. 멜라토닌은 아침 햇볕을 쬔 뒤 14~16시간 뒤에 분비된다고 알려져 있다. 그러니 불면증이 있다면 오전에 걸어보자. 잠에서 깬 뒤 곧바로 걸어도 좋고 가벼운 식사 후에 걸어도 좋다. 햇살을 듬뿍 받으며 걸으면 인체는 아침이 왔다는 사실을 인식한다. 또한 적당한 피로는 밤에 잠이 잘 오도록 돕는다.

잠이 오지 않아 매일 밤 수면제를 복용하는 사람이 있는데 원래 불면증에는 약이 필요 없다. 그러나 일본은 수면제 천국이다. 가장 복용 빈도가 높은 벤조디아제핀 계열 수면제의 인구당 사용량은 미국의 약 6배에 달한다. 중국과 비교하면 무려 45배나 많다. 게다가 대부분의 수면제에는 의존성이 있기 때문에 해외에서는 처방이 규제되는 약품이 일본에서는 얼마든지 사용할 수 있다는 점도 문제다.

세 종류 이상의 수면제를 한 번에 처방하면 원칙적으로 진료 보수를 인정하지 않는다는 건강보험 규정이 2014년부터 도입되었지만 지속적인 수면제 복용을 규제하는 내용은 아니다. 때문에 여전히 습관적으로 수면제를 복용하는 사람이 많다.

수면제를 원하는 환자는 특히 고령자가 많은데 연령이 높을수록 수면제 복용의 위험이 크다는 점을 유념해야 한다. 가뜩이나 다리와 허리가 부실한 고령자가 수면제를 복용하면 밤중에 낙상할 위험이 높아진다. 현재 일본에서는 마이슬리Myslee라는 수면제를 가장 많이 복용하는데 비교적 부작용이 적다고 알려진 마이슬리조차 야간에 낙상할 우려가 있다는 사실이 밝혀졌다.

고령자는 넘어지기 쉬울뿐더러 한 번 넘어지면 생사를 가르는 치명적인 사고로 이어질 가능성도 높다. 집 안에서 넘어지기만 했는데 어깨나 허벅지 뼈가 골절되거나 요추에 압박 골절이 일어나기도 한다. 게다가 뼈에 이상이 생기면 간병이 필요해지거나 몸져눕기 십상이다. 수면제는 심지어 치매를 유발하는 요인이기도 하다. 솔직히 수면제는 백해무익한 약이다. 되도록 멀리해야 한다.

밤중에 잠을 이루지 못해 고민이라면 모쪼록 약에 의존하지 말고 오전 산책을 시작하기 바란다. 이미 수면제를 손에서 놓기 힘든 사람이라도 부지런히 걸으며 조금씩 복용량을 줄이도록 하자.

갑작스럽게 복용을 중단하면 불안할 수도 있으니 우선은 반으로 줄인 뒤에 그만한 양으로도 잠이 든다면 다시 반으로 줄인다. 이런 식으로 꾸준히 노력하면서 최종적으로 수면제 없이 잠들기를 목표로 하자. 걷기를 습관화하면 틀림없이 수면제를 끊을 수 있다.

산책으로 잠의 질을 높이면 아침이 상쾌해진다

대부분의 수면제는 의존성이 있고
낙상 사고와 치매를 유발할 우려가 있다.
아침에 햇볕을 듬뿍 쬐며 걸으면 체내 시계가
안정되고 수면제를 찾지 않게 된다.

통증을 없애는 가장 쉬운 방법

섬유근통 증후군·천식·류머티즘

섬유근통 증후군이라는 병이 있다. 다소 생소한 질환이지만 최근 들어 젊은 여성 환자가 급증하고 있다. 몸 어디에도 뚜렷한 문제가 없는데 근육과 관절 여기저기가 쑤시고 아픈 것이 특징이다.

통증 강도는 환자마다 다르다. 아무것도 하지 않았는데 욱신거리는 통증은 기본이고 조금만 주물러도 아파서 펄쩍 뛰는 사람도 있다. 더러는 손을 스쳤을 뿐인데 통증을 이기지 못해 비명을 지르는 사람도 있다. 통증을 다스리기 위해 일반적으로는 진통제를 처방하지만 심각할 때는 마약성 약품인 모르핀을 투여하기도 한다.

섬유근통 증후군의 정확한 원인은 아직 밝혀지지 않았지만 '동통 역치'가 저하된 상태라는 설명은 가능하다. 동통 역치라는 용어 때문에 어렵게 느껴질 수 있는데 쉽게 말하면 뇌가 통증을 느끼는 기준점이 낮아졌다는 뜻이다. 즉, 통증에 굉장히 과민해진 상태라고 볼 수 있다.

머리가 지끈지끈 아픈 편두통도 '뇌가 과민해졌다'는 점에서 섬유근통 증후군과 유사하다. 편두통은 주변에서 쉽게 접하는 흔한 질환이지만 증상을 유발하는 원인에는 다양한 가설만 있고 아직 명확히 밝혀진 바가 없다.

현재 가장 유력한 것은 삼차신경 혈관계 이론이다. 뇌신경의 하나인 삼차신경의 말단이 자극을 받아 뇌혈관이 확장되거나 염증을 일으켜 두통이 발생한다는 내용이다.

한편 도쿄여자 의과대학의 시미즈 도시히코清水俊彦 교수는 '뇌 과민 증후군'이라는 새로운 개념을 제시한다. 편두통은 뇌가 흥분해 발생하는데 적절한 치료 없이 진통제만으로 증상을 무마시키면 해소되지 못한 흥분이 계속 축적된다는 것이다. 결국 점차 작은 자극에도 민감하게 반응하고 걸핏하면 두통, 현기증, 이명, 구토감 등의 불편한 증상을 일으킨다고 주장한다.

뇌 과민 증후군은 아직 정식으로 학회의 인정을 받지는 않았지만 뇌가 과민해진 상태를 일컫는 병태는 분명히 존재하며 굉장히 빠른 속도로 증가하고 있다.

과민한 상태로 말하자면 류머티즘 관절염 등의 자가 면역 질환과 아토피성 피부염, 기관지 천식 등의 알레르기 질환을 꼽을 수 있다.

류머티즘 관절염은 손가락, 손목, 발목, 무릎 등 온몸의 관절이 아픈 병이다. 원래는 외부의 공격으로부터 몸을 지켜야 할 면역 세포가 이상을 일으켜 자기 몸의 일부를 공격하는 면역 체계의 이상 반응이 원인이다. 현재 일본의 류머티즘 관절염 환자는 약 70만 명에 이른다고 한다.

아토피성 피부염은 심각한 가려움을 동반한 피부 발진이 반복적으로 발생하는 질환이다. 체질적으로 과민하게 반응하는 면역 시스템이 문제가 된다. 한편 기관지 천식은 과민해진 기관지 점막이 공기의 출입에 민감하게 반응해 조금이라도 차가운 공기가 유입되면 경련을 일으켜 발생한다.

그 밖에 인두 신경증도 과민해진 목 상태가 원인이다. 구체적인 증상은 목 안에 뚜렷한 이상이 없는데도 목에 무언가 걸린 느낌, 따끔따끔한 느낌 등이 생기는 것이다. 널리 알려진 병명은 아니지만 동네 의사로서 외래 진료를 하다 보면 매일 한두 명은 인두 신경증 환자를 만난다.

공황 발작은 갑자기 극심한 불안이 엄습해 심장 박동이 빨라지거나 호흡 곤란을 일으키는 증상을 가리키는데, 공황 발작이 반복되는 공황 장애도 사실은 뇌가 과민해진 상태다. 공황 장애는 연예인 중에 '사실은 공황 장애였다', '공황 장애를 극복했다'고 고백하는 배우가 특히 많아 연예인병으로도 알려졌다.

공황 발작의 원인은 아직까지 명확히 밝혀지지 않았지만 교감신경이 필요 이상으로 흥분해 노르아드레날린을 과잉 분비하기 때문이라고 추정된다. 노르아드레날린은 주로 스트레스에 반응하는 호르몬이므로 공황 발작은 신체가 스트레스에 과민하게 반응한 상태라고 볼 수도 있다.

단 음식을 좋아하고 잘 걷지 않는 사람에게 많은 병

섬유근통 증후군, 편두통, 류머티즘 관절염, 아토피성 피부염, 기관지 천식, 인두 신경증, 공황 장애……. 서로 다른 증상을 일으키는 다양한 병명을 거론했지만 이 질환들에는 몇 가지 공통점이 있다.

통증을 감지하는 뇌, 면역 시스템, 피부, 점막 등 신체 기관의 어딘가가 과민한 상태가 원인이며, 최근에 상당히 증가하고 있다는 점이다.

아울러 이러한 질환으로 내원하는 환자를 수없이 진찰하며 또 다른 경향도 있다는 사실을 깨달았다. 첫째는 단것을 좋아해 설탕 섭취량이 매우 많다는 점, 둘째는 잘 걷지 않는다는 점이다.

설탕 섭취가 몸에 해로운 정확한 이유나 여러 질환과 구체적으로 어떤 관계가 있는지는 다양한 가설만 있을 뿐 명확히 규명된 이론은 없다. 하지만 안타깝게도 설탕이 몸에 나쁘다는 사실은 틀림이 없다. 섬유근통 증후군, 편두통, 기관지 천식 등 앞서 거론한 질환으로 고생하던 환자가 설탕 섭취만 줄였는데도 증상이 호전된 사례는 드물지 않다. 이들 질환과 설탕의 관련성은 동네 의사로서 매일 피부로 느끼고 있다.

세계보건기구WHO도 설탕 섭취의 악영향을 인정하며 '설탕은 하루 섭취 열량의 5퍼센트 미만, 성인 기준 6티스푼 이하로 줄이는 것이 바람직하다'는 설탕 섭취량 권고안을 발표할 정도다. 단것을 찾는 욕구를 참을 수 없다면 설탕 의존증이 의심되므로 주의해야 한다.

통증, 불쾌감, 불안감 등 기분 나쁜 감각에 민감해지면 "아픈데 어떻게 걸어요", "걸을 기분이 아니에요", "불안해서 밖에 못 나가겠어요" 등 다양한 거부 반응을 보이며 걷기를 더욱 꺼리게 된다. 그러나 이러한 이유로 걷지 않다 보면 상태가 더 심각해지는 악순환에 빠지기 쉽다.

악순환을 끊으려면 하루 1분이라도 좋으니 걸을 수 있는 만큼 힘을 내 걸어야 한다. 걸으면 관절이 유연해지고 근력이 좋아지며 면역력도 강화돼 약도 의사도 찾지 않게 된다.

류머티즘 관절염 치료제는 매달 본인부담액이 수만 엔에 달하는 제품도 있어서 평생 감당할 어마어마한 치료비에 비관하는 환자도 있다. 하지만 낙담할 필요는 없다. 설탕을 멀리하고 매일 걷기만 해도 증상은 몰라보게 개선될 것이다. 그러니 아플수록 기운을 차려 열심히 걷자!

걷기는 긴장한 뇌를 진정시켜 통증을 줄여준다

단것을 가까이 하고 걷기를 멀리하면
섬유근통 증후군, 편두통, 류머티즘 관절염,
아토피성 피부염, 기관지 천식, 공황 장애와 같은
뇌 과민증이 발생한다.
걷기를 통해 뇌가 스트레스에 무뎌지면
통증을 느끼는 역치가 높아져 진통제를 덜 찾게 된다.

감기도 피해가는 몸 만들기
감기

여러분은 감기에 걸리면 어떻게 하는가? 병원에서 주사를 맞거나 시판 감기약을 찾는 사람이 대부분일 것이다.

이는 일반적인 감기 치료법이지만 별로 추천하고 싶지는 않다. 감기를 낮게 하는 약은 이 세상에 없기 때문이다. 감기 치료약을 개발하면 개발자는 노벨상을 받을지도 모른다.

"선생님, 잠깐만요. 병원에 가면 약을 처방해주잖아요."

이렇게 반론하는 목소리가 들리는 듯하다. 하지만 병원에서 처방하는 약은 감기를 낫게 하지는 않는다. 감기 때문에 발생한 증상을 완화시키는 대증요법 치료제일 뿐이다. 증상마다 다른 약이 필요하기 때문에 겨우 감기에 걸렸을 뿐인데 네댓 종류의 약이 처방된다. 왜 이렇게 많은 약을 먹어야 하는지 의문을 가진 적은 없는가? 감기를 단번에 낫게 하는 약이 없기 때문에 뒤죽박죽 섞어서 약을 처방하는 것이다.

간혹 이 사실을 다룬 책이나 신문 기사도 있지만 사람들은 여전히 "감기 같아요. 약 좀 처방해주세요"라며 진료실을 찾는다. 감기가 낫는 약은 없다고 설명해도 쉽게 받아들이지 못하고 때로는 "약 정도는 주세요!" 하고 화를 내기도 한다. 그러면 어쩔 수 없이 안정을 취하라는 말과 함께 증상이 완화되는 약을 최소한만 처방한다.

올바른 감기 대처법은 두 가지다.

첫째는 계속 휴식을 취하면서 체력이 돌아오기를 기다리는 방법이다. 정말 아무 일도 하지 말고 안정을 취해야 한다.

감기에 걸렸을 때 열이 오르거나 콧물이 나는 증상은 몸이 자연 치유력을 발휘해 열심히 감기를 치료 중이라는 뜻이다. 열은 면역 세포들이 싸우고 있다는 증거이며 설사나 콧물도 불필요한 세균과 바이러스를 몸 밖으로 배출하기 위한 방법이다. 따라서 약으로 증상을 완화시키지 않아야 오히려 감기가 더 빨리 낫는다. 특히 약을 먹어 증상을 억누른 상태에서 다 나았다고 생각하며 바쁘게 움직이면 감기는 더 끈질기게 몸 안에 남는다.

감기에 걸리면 면역 세포에게 치료를 맡기고 충분한 휴식을 취하며 느긋하게 지내는 것이 가장 자연스러운 치료법이다.

둘째는 걷기다. 누구에게나 권하기는 어렵지만 감기 조짐이 느껴질수록 걷는 편이 좋다.

나는 감기가 온다 싶으면 따끈한 갈근탕을 마시고 길을 나선다. 약간 땀이 날 정도로 걸은 뒤 욕조에 들어가 느긋하게 휴식을 취하는데 대개는 이렇게만 해도 좋아진다. 만약 다음 날에도 증상이 있으면 소청룡탕을 마신다. 이 방법만으로도 대부분의 감기가 낫는다.

휴식을 취하지 않고 걷는 까닭은 무엇일까? 앞 장에서 설명했듯 걸으면 NK세포가 활성화돼 면역력이 높아지기 때문이다. 다만 이 방법은 체력이 있는 사람에게만 추천한다. 젊거나 체력에 자신이 있다면 휴식보다 걷기가 좋을 때도 있으니 시험해보기 바란다.

아울러 걷기가 생활화된 사람은 기본적인 면역력이 높기 때문에 좀처럼 감기에 걸리지 않는다. 어쩌다 걸리더라도 금세 씻은 듯이 낫기 마련이다.

걷기만으로 약 없이
감기를 치유할 수 있다

감기약은 증상을 완화시킬 수 있을 뿐,
감기 자체를 치료하지는 못한다.
감기를 치료하려면 아무 일도 하지 말고
쉬거나 증상이 발현된 초기에 걸어야 한다.
우리의 자연 치유력만이 약 없이 감기를 고칠 수 있다.

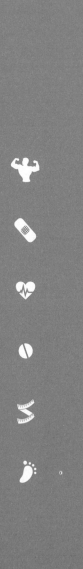

제2장

의료
상식에
속지 마라

병원은 왜
걷기를 권하지 않을까?

생활습관병, 치매, 우울증, 불면증, 역류성 식도염, 변비, 천식, 류머티즘 관절염……. 이 모든 병이 걷기만 해도 낫는다면 왜 정부는 더 적극적으로 걷기를 장려하지 않을까? 진심으로 국민의 건강을 생각한다면 걷기를 국민 운동으로 보급하면 되는데 그런 움직임은 보이지 않는다. 그 까닭은 무엇일까?

아무리 생각해도 정부는 가장 중요한 진실을 애써 숨기고 있는 것 같다.

대사 증후군 대책을 예로 들어보자. 현재 일본은 대사 증후군 예방을 위해 메타보 검진이라는 전국적인 정책을 시행 중이다. "대사 증후군을 피하려면 포만감 80퍼센트를 유지하세요", "짠 음식은 해로우니 염분 섭취를 줄이세요"라는 말이 최근 들어 자주 귀에 들어온다. 물론 식사량 조절과 저염식 섭취도 중요한 건강 지침이다. 그러나 정부는 무엇보다 몸에 해로운 흡연에 관해서는 그만큼 강력히 경고하지 않는다.

정부는 흡연이 암, 뇌졸중, 심근경색, 치매 등의 질병에 치명적인 영향을 미친다는 사실을 분명히 알고 있다. 그러나 한쪽에서는 담배에 대한 경각심을 일깨우는 척하면서 다른 한쪽으로는 흡연 가능 연령을 만 18세로 낮추기 위해 논의 중이다. 이는 담배 산업을 보호하기 위해서일 것이다. 담배를 통한 세수 확보라는 눈앞의 이익을 위해 정작 가장 중요한 문제에는 메스를 대지 않는 이중적인 태도를 취하고 있다.

정부가 대사 증후군 대책을 실시한 궁극적인 목적은 무엇일까? 동맥경화의 진행을 막아 심근경색, 뇌졸중 등 생명을 앗아가는 무시무시한 질병을 예방하기 위해서다. 이러한 질병의 최대 원인은 흡연이므로 금연 정책을 최우선으로 추진해야 하는데도 여전히 일본의 흡연 인구는 20퍼센트나 된다. 게다가 남성의 흡연율은 30퍼센트에 달한다. 선진국 가운데 일본만큼 버젓이 공공장소에 흡연 공간이 확보된 나라도 드물 것이다.

어째서 정부는 가장 중요한 문제를 언급하지 않을까? 환자가 줄면 의료계가 곤란하기 때문이 아닐까? 온 국민이 본격적으로 금연과 걷기에 매진한다면 일반 개업의를 찾는 환자는 절반으로 줄어들지 모른다. 그렇게 되면 의사는 파산할 수밖에 없다. 대형 병원에서도 많은 환자를 잃을 것이다.

환자가 줄어들면 의료계가 곤란하다. 정치인도 그 점을 알기 때문에 의사회나 병원 협회의 눈치를 살피며 애써 말을 꺼내지 않는지도 모른다. 국민의 건강보다 의료계의 번영이 우선일까?

독감도 마찬가지다. 관계자가 아닌 사람은 '그럴 리가……' 하고 충격을 받을지 모르지만, 제약회사 중에는 "올해는 독감이 기승을 부릴 것으로 예상됩니다. 각별히 유의하시기 바랍니다" 하고 주의를 촉구하면서도 '올해도 유행해주다니, 덕분에 살았네' 하며 내심 기뻐하는 곳도 있다.

역류성 식도염이나 과민성 장 증후군, 과민성 방광 등 최근 들어 갑자기 귀에 들어온 병명도 있다. 예전에는 단순히 속 쓰림이나 메스꺼움이라고 표현하던 증상에 역류성 식도염이라는 진단명이 붙고, 으레 설사나 변비라고 부르던 증상은 과민성 장 증후군으로 탈바꿈했다. 나이가 들면 화장실을 자주 찾는 것은 자연스러운 현상인데도 과민성 방광이라는 병명도 생겼다.

그럴싸한 병명을 붙인 뒤 진찰을 받거나 약을 먹으라고 권하는 이러한 현상을 '의료화'라고 한다. 사실 치매도 의료화의 하나다. 증상에 병의 이름을 만들어 치료 대상에 포함시키면 새로운 시장이 탄생한다. 시장이 생기면 기뻐하는 사람이 있는 법이다.

한편 걷기는 너무나 단순해서 아무 이권도 생기지 않는다. 오히려 환자가 감소하면 곤란해지는 누군가가 나올지도 모른다. 그래서 정부는 걷기 운동을 적극적으로 장려하지 않고 그 결과 더 많은 국민에게 확산되지 않는지도 모른다.

국민의 건강을 노리는 세계의 제약회사

일본은 국토가 좁고 평지가 한정된 만큼 걷기에 안성맞춤인 나라다. 실제로 예전에는 누구나 걸어서 왕래를 했다. 이제는 많은 사람들이 전철을 갈아타거나 복잡한 환승을 거쳐 출퇴근을 하지만 도쿄는 특히 걷기에 최적화된 도시다. 조금만 걸으면 역이나 정류장에 도착하기 때문에 매일 오가는 통근 길에서 걷기를 실천하기 쉽다.

그러나 사람들은 걷지 않는 것을 전제로 생활하고 사회 시스템도 국민이 걷지 않을 것을 전제로 이루어졌으며 병에 걸릴 것을 전제로 의료 시설과 노인 요양 시설이 증가하고 있다. 정부는 의료와 요양 보호를 하나의 산업으로서 보호하려는 것은 아닐까?

현재 일본의 의료비는 약 40조 엔(한화로 약 433조 9240억 원)이다. 그 가운데 거의 8조 5000억 엔(한화로 약 92조 2970억 원)이 약제비다. 의약품으로만 이렇게 거대한 시장이 형성된 셈인데 이 시장을 활성화하기 위해 새로운 질병이 만들어지고 환자도 생겨난다.

나이가 들면 당연히 몸 어딘가에 이상이 온다. 그런데도 노화에 따른 증상을 질병이라고 선고하고는 약을 먹어야 한다느니 복용을 중단해서는 안 된다느니 하며 치료 대상으로 삼는다. 환자는 의료계나 제약 업계가 부추기는 대로 병원을 찾는 사이 열 종류, 스무 종류나 되는 약을 처방받고는 어느새 약 없이는 살 수 없는 상태에 이르기도 한다.

제약 업계는 점점 국제화되고 있다. 특히 일본은 다국적 제약회사가 호시탐탐 기회를 노리는 시장이다. 국민건강보험이 탄탄히 마련돼 있고 막대한 세금이 투입되는 등 일본만큼 약을 소비해주는 나라가 없기 때문이다.

그렇기 때문에 질병 예방과 건강관리라는 허울 좋은 명분을 앞세워 "이런 병의 환자가 증가 중입니다. 이런 증상을 느끼면 즉시 병원을 찾으세요"라고 선전하거나 공부가 부족한 의사를 세뇌한다. 건강 강연회를 개최해 순진한 국민을 속이기도 한다. 심하게 '속인다'는 표현을 썼지만 터놓고 말하면 이는 다른 어떤 말보다 정확한 표현이다.

정부는 의료비를 절감하기 위해서라며 특허기간이 끝난 오리지널 약의 복제약 사용을 적극적으로 권장한다. 하지만 저렴한 의약품 사용이 아니라 필요 없는 의약품 줄이기가 먼저다. 정부는 가장 해로운 담배를 묵인할 때와 마찬가지로 눈앞의 이익을 우선해 문제의 본질은 애써 파고들지 않는다.

현명한 사람은 일찌감치 의료계를 둘러싼 부조리를 깨닫고 자가 치료를 중시한다. 가끔 80, 90세가 될 때까지 한 번도 병원 문턱을 넘지 않은 분이 있다. 꼭 표창을 드리고 싶다.

요즘에는 노인요양보험이든 건강보험이든 '안 쓰면 손해'라고 생각하는 사람이 많은 듯하다. 젊은 층에서 적지 않은 세금을 부담하며 유지하는 만큼 될 수 있는 한 요양 시설이나 의료 기관의 신세를 지지 않도록 건강관리와 자가 치료에 힘썼으면 한다. 물론 가장 간단하고 효과적인 방법은 걷기다.

제약회사의 눈가림에
속아 넘어가지 마라

새로운 병이 증가하는 이유는 무엇일까?
정부와 제약회사가 의료화 패러다임을 만들어
질병과 환자를 양산하기 때문이다.
걷기로 자가 치유력을 높이면
이러한 눈속임에 속아 넘어가지 않을 수 있다.

아프지 않고
100세까지 사는 방법

　　　　　　　　　　　　나이가 들면 누구든 아프고 어딘
가는 불편해지기 마련이다. 무릎이 아프고 허리가 결리거나 눈이 침
침하고 귀가 어두워진다. 화장실도 자주 간다. 이러한 증상은 병이
아니라 '나이 탓'이다.

　그러나 앞서 설명했듯 자연스러운 노화 현상에 그럴싸한 병명을
붙여 의료화하는 것이 현실이다. 병이라는 진단을 받은 이상 환자는
치료를 위해 툭하면 병원을 찾는다.

　실제로 환자도 "나이 탓이에요", "노화 현상이군요" 같은 말보다

"○○○라는 병입니다"라는 진단을 좋아한다. 환자의 나이가 여든, 아흔이어도 나이 탓이라는 말은 금기어다. 실제로 노화라는 말을 들으면 벌컥 화부터 내는 환자도 있다.

그러나 노화 때문에 시작된 증상들은 의료적 수단을 동원하면 통증을 덜어낼 수는 있지만 근본적인 치료에 이르지는 못한다. 안타깝지만 아무리 의사를 찾아가 주사를 맞고 약을 먹어도 노화를 멈출 수는 없다.

유일한 해결책이 있다면 스스로의 노력뿐이다. 자연적인 노화를 더욱 부채질하는 생활습관을 바로잡아야 한다. 자연적인 면역력을 높이는 방법도 있다. 의사가 할 수 있는 일은 이러한 자가 치료의 길로 이끄는 조언뿐이다. 그런데도 제약회사의 의도에 휘둘려 약 처방이 의사의 본분이라고 착각하는 의사가 많다.

방문 진료를 의뢰받고 처음으로 환자의 자택을 찾으면 약이 산처럼 쌓인 집이 많다. 혈압 강하제, 골다공증약, 비타민D, 진통제, 혈액순환제, 위장약, 정장제, 항치매제, 수면제 등. 효능이 같은데도 적게는 두 종류에서 많게는 네 종류까지 동시에 처방되는 일도 많다. 그러니 한 번에 복용하는 약이 금세 열 개, 스무 개를 넘기기도 한다.

모든 증상마다 약을 처방하기 전에 걷기를 먼저 권했다면 얼마나 좋았을까? 오히려 의사보다 똑 부러진 환자가 많다. "처방대로 몽땅

먹다가는 죽을 것 같아서 적당히 골라냈어요", "다 먹으면 배가 불러서 안 되겠어요"라며 복용하지 않은 약을 잔뜩 모아두기도 한다. 결국 필요 없는 약은 점점 남아돌고 약제비와 의료비가 증가해 국가 재정을 압박한다.

한 번에 여러 가지 약물을 처방하는 다제투여는 정부의 예산뿐 아니라 환자에게도 해만 끼친다. 복용하는 약품의 수가 증가할수록 겪지 않아도 될 부작용이 늘기 때문이다. 특히 노인은 넘어지거나 치매에 걸릴 위험이 더 높아진다. 다제투여는 이익보다 불이익이 많다. 이는 분명한 사실이다.

전 세계적으로 쉬지 않고 새로운 약이 개발되고 매주 신약이 등장하고 있다. 이상한 일이다. 인류에게 도움을 주는 약이 과연 이렇게 끊임없이 발견될 수 있을까?

'근거가 있으니 승인을 받겠지.'

대부분 이렇게 생각할지도 모른다. 분명 신약 개발 과정에서는 3단계로 이루어진 임상 실험이 필요하고 그 실험에서 좋은 결과를 낸 약만이 '근거'를 인정받아 정식으로 세상에 나온다.

하지만 나는 이 근거라는 말이 마뜩치 않다. 조작된 근거가 너무나 많다는 사실을 알기 때문이다. 근거는 절대적인 진리가 아니다. 제약 업계의 공분을 살지도 모르지만 감히 한마디 하자면 근거는 얼마든지 조작할 수 있다.

2014년, 일본을 뜨겁게 달군 자극 야기성 다기능성 획득세포(STAP 세포)에 관한 논문 조작 사건이 가장 단적인 예다. 해당 연구는 기존 생명과학 상식을 뒤엎는 획기적인 연구 결과로 노벨상이 언급될 만큼 주목을 받았기 때문에 부정이 폭로되었지만 일반적인 임상 연구 자료에도 조작은 얼마든지 숨어 있다.

모든 의학 논문이 신뢰할 만한 근거라는 인식은 우선 의심해야 한다. 특히 생활습관병, 암, 치매처럼 환자가 많은 질병에 쓰이는 약품은 시장 규모가 거대한 만큼 부정에 취약한 환경에서 개발된다.

만들어진 근거 뒤에서 환자를 기다리는 것은 약물 의존증이다. 나는 그렇게 느낀다.

자연적인 면역력을 높이면 노화가 억제된다

하루가 멀다 하고 세상에 나오는 신약.
그러다 보니 꼭 필요한 양 이상으로
많은 약을 복용하는 사람들이 많다.
제약회사가 내세우는 '근거'는 일단 의심해봐야 한다.
노화를 막는 방법은 약도 의사도 아닌
스스로의 노력뿐이다.

돈은 한 푼도
필요 없다

　　　　　　　　　　　　　　　배가 나오고 어딘가 음침한 사람
이 다이어트 전의 뚱한 표정으로 천천히 회전하다가 "짜잔!" 하는 경
쾌한 전자음과 함께 다이어트 후의 날렵해진 모습으로 변신한다. 그
러고는 자신감 넘치는 미소를 지어 보인다.

　'결과를 약속하다'라는 문구로 큰 인기를 얻은 최고급 피트니스센
터 라이잡의 광고다. 독특한 음악과 충격적인 비포·애프터 영상이
절묘하게 어우러져 많은 사람들의 인상에 남았다.

　"겨우 두 달 만에?" 하며 깜짝 놀란 사람도 많다. 그러나 라이잡

의 비법은 지극히 단순하다. 식사 제한과 운동뿐이다. 이 두 가지를 아주 철저하고 엄격하게 관리하는 모양이다.

들어보니 라이잡은 정말 좋은 이름이다. '라이즈'rise(상승하다)와 '업'up(오르다)이라는 영어 단어를 조합한 뒤 발음을 자연스럽게 이어 붙여 '라이잡'RIZAP이라는 새로운 단어로 만들었다. 콤플렉스를 극복하면 자신감이 상승하고 삶의 행복도가 올라간다는 뜻을 담았다고 한다.

일단 요요를 빼고 생각하면, 라이잡의 프로그램은 분명히 결과를 내고 있으며 이름에 담긴 의도도 훌륭하다. 문제는 고가의 비용이다. 전속 트레이너가 일대일로 밀착 관리하는 만큼 당연한 가격일지 모르지만 그래도 비싸기는 하다.

돈을 들이지 않고 라이잡을 할 수는 없을까? 내가 생각해낸 방법이 있다. '워잡', 바로 워킹이다.

걷기에는 돈이 들지 않는다. 필요한 비용이 있다면 운동화를 구입하거나 번거로운 짐을 덜기 위한 물품 보관함 사용료 정도다. 그 정도만 투자하면 무한한 효과를 기대할 수 있다.

그러나 개중에는 무엇이든 돈으로 사려는 사람이 많다. 무조건 고가의 물건을 동경하는 경향도 있다. 환자의 이야기를 들어보면 건강식품이나 건강 보조제 구입을 위해 한 달 평균 1만~2만 엔(한화로 약 11만~21만 원)을 사용한다고 한다.

비쌀수록 '효과를 약속한다'고 믿기 때문일까? 노후의 행복조차 돈으로 사겠다고 생각할 정도다. 거금을 들여 실버타운에 입주하면 행복이 보장된다고 말이다. 그러나 돈으로 행복을 살 수는 없다.

외식이나 식재료는 가격과 품질이 어느 정도 일치할지 모른다. 하지만 특히 건강에 관해서는 돈이 한 푼도 들지 않는 걷기만큼 결과를 약속하는 비결은 없다. 건강은 돈으로 살 수 없지만 돈 없이도 손에 넣을 수 있다.

돈을 지불하고 피트니스센터에 등록해 건강을 유지하려는 사람도 많다. 나쁘지 않은 선택이지만 정작 운동을 하러 가면 흔히 러닝머신으로 알려진 트레드밀이나 실내용 고정 자전거에서 벗어나지 못하는 사람이 대부분이다. 모처럼 들인 비용이 아까울 따름이다.

더욱이 세로토닌 증가 효과를 보려면 머릿속을 비우고 걸을수록 좋은데 운동 중에 이어폰을 꽂고 텔레비전을 시청하면 역효과를 볼 뿐이다. 화면 속 세상에 의식을 집중해 세로토닌 분비가 감소하기 때문이다.

행복 호르몬인 세로토닌 샤워를 하고 싶다면 걷는 동안은 걷기에만 집중하자. 꼭 음악을 듣고 싶다면 심신에 안정을 주는 곡이 좋다. 잔잔한 음악과 함께 걸으면 명상에 잠겼을 때와 비슷한 상태가 되기 때문에 세로토닌을 분비하는 신경이 활성화된다.

최근 들어 자율신경 실조증도 급증하는 추세다. 스트레스나 불규칙한 생활습관 때문에 자율신경의 균형이 무너져 불면증, 현기증, 기립성 저혈압 등 다양한 신체 이상을 경험하는 사람들이 놀랄 만큼 많다.

자율신경을 강화하기 위해서는 온수 입욕과 냉수 샤워를 번갈아 실시하는 '온냉교대욕'이 좋다고 알려졌다. 저렴한 비용으로 집에서도 어렵지 않게 실천할 수 있는 방법이지만 더 간단한 방법은 걷기다. 걷기는 자율신경 기능을 안정시킨다.

돈이 드는 건강요법이 잇따라 세상에 나오고 계속 새로운 유행이 생겨나지만 주머니를 열지 않고도 효과를 만끽할 수 있는 '워잡'의 가치를 더 많은 사람들이 깨달았으면 한다.

공짜로 큰 운동 효과를
볼 수 있는 것은
걷기밖에 없다

비쌀수록 효과가 좋다는 말은 사실일까?
건강을 위해서 굳이 비싼 피트니스센터에 등록할 필요는 없다.
건강과 행복은 돈이 아니라 본인 하기 나름이다.

뼈가 부러져도
절대 수술하지 마라

                         나이가 들면 아무리 조심해도 골절 사고를 당할 가능성이 높다. 근육량이 현저히 떨어져 쉽게 넘어지기 때문이다. 집 안에서 미세한 턱에 걸려 넘어지는 바람에 바닥을 짚었다가 손목에 금이 가거나 한밤중에 화장실에 가려고 일어설 때 몸을 가누지 못해 주저앉았다가 요추 압박 골절을 하는 사례도 결코 적지 않다. 압박 골절이란 뼈가 짓눌리듯 부러지는 증상을 말한다.

여러분은 뼈가 부러지면 어떻게 하겠는가?

대부분은 병원에 간다고 대답할 것이다. 병원을 찾아 전문의의 진찰을 받으면 어떻게 될까? 입원이나 수술을 권할 것이다. 그렇게 골절로 입원을 하면 어떻게 될까?

예를 들어 엉덩방아를 찧어 요추 압박 골절을 입었다고 하자. 허리에 극심한 통증이 생기기 때문에 병원에서는 안정을 취하라고 권한다. 입원 기간 동안 개인적인 공간은 침대 주변뿐이라 환자는 대부분의 시간을 누워서 보낸다. 그런데 고령자가 그 상태로 3~4주나 입원하면 정말로 자리보전을 면치 못할 수도 있다.

자리에 누워서만 생활하면 나이가 많을수록 점점 골밀도가 떨어지기 때문이다. 일주일 내내 누워서 지내면 발뒤꿈치 뼈에 숭숭 구멍이 생기기 시작한다. 그 다음은 허리뼈나 등뼈 같은 척추와 넓적다리 뼈의 골밀도도 저하된다. 변화가 제일 적은 곳은 우리 몸의 가장 위에 있는 두개골이다.

뼈는 일어서거나 걸을 때마다 일상적으로 중력을 견디기 때문에 걷지 않으면 점점 골밀도가 떨어진다. 계속해서 중력을 가하지 않으면 순식간에 뼈가 녹고 골다공증이 진행된다.

게다가 골다공증 환자는 골절상을 입기 쉽다. 엉덩방아를 찧어 압박 골절을 일으켰다는 사실 자체가 이미 뼈가 약해졌다는 증거다. 즉, 압박 골절 치료를 위해 입원해 누워만 있으면 골다공증이 더욱 심해지는 악순환에 빠지기 쉽다.

더 큰 문제는 입원 기간 동안 치매가 심해지거나 정신이 맑던 환자가 갑자기 치매 진단을 받는 경우도 많다는 점이다. 입원 중에는 계속 침대에만 누워 있기 때문에 자극이 없는 생활을 보내기 십상이다. 가끔 간호사가 상태를 보러 올 뿐 대화 상대도 거의 없고 집에서 지낼 때처럼 마음껏 생활할 수도 없다.

일반적으로 치매는 아주 천천히 진행되지만 입원이 도화선이 되어 증상이 급격히 악화되거나 멀쩡했던 사람이 갑자기 정신을 놓는 일이 많다.

내가 자택이나 요양 시설에 방문해서 진찰하는 할아버지, 할머니도 곧잘 넘어지는데 입원은 거의 하지 않는다. 고령자일 때는 입원할 필요가 없는 골절이 많기 때문이다.

뼈는 알아서 붙는다. 나이가 몇이든 살아 있는 한 부러지거나 금이 간 뼈는 자연적으로 치유된다.

내가 담당하는 환자의 절반은 입원 없이 자택 요양을 선택한다. 예를 들어 요추나 척추에 압박 골절을 입은 경우 진통제를 처방해 통증을 완화시키면 첫날은 움직이지 못하지만 이튿날부터는 집 안에서라도 조금씩 걸을 수 있다. 2주일만 지나면 외출도 가능하다.

어느 정도 회복된 뒤의 선택은 두 갈래로 나뉘는데 "뼈가 부러졌는데 무턱대고 걸으면 큰일 나지" 하며 최대한 외출을 삼가는 쪽과 "골절이 대수야?"라며 아무렇지 않게 여기저기 돌아다니는 쪽이다. 물론 나는 두 번째를 권한다. 골절을 입더라도 아랑곳하지 않고 걸어야 또 다른 골절을 예방할 수 있기 때문이다.

팔이나 손목 골절이라면 말할 나위도 없다. 그런데도 무조건 안정을 취해야 한다는 생각에 하루 종일 누워서 지내다가 아예 걷지 못하는 사람도 있다. 팔이나 손목에 골절을 입었다면 다리와 허리에는 문제가 없으니 깁스를 하거나 보호대로 고정한 뒤 걷자.

뼈는 대체로 두 달이면 붙는다. 사람을 비롯한 모든 동물에게는 자연 치유력이 있고 당연히 뼈도 자연스럽게 붙는다는 사실을 많은 사람들이 잊은 듯하다.

대부분의 사람들이 골절을 입으면 당연히 입원을 하거나 수술을 받아야 한다고 생각한다. 넓적다리뼈와 엉덩이뼈가 연결된 관절이 부러지는 대퇴골 경부 골절은 인공 관절을 삽입하는 인공 골두 치환술을 받아야 빨리 호전되는 사례가 많아 입원과 수술이 필요하다. 하지만 대퇴골 경부 골절이라도 입원을 거부하고 내버려 두었더니 다시 걷게 된 사람도 있다.

어쨌든 나는 재택 의료 경험을 토대로 고령자의 골절상에는 '입원'이 아니라 '통증이 가시는 대로 걷기'를 원칙으로 삼는다. 뼈는 자연스럽게 붙기 마련이며 병실에서 누워 지낼 때보다 평소처럼 집이나 시설에서 생활하는 편이 한두 달 뒤의 경과가 좋다. 걷는 자세나 인지 기능 역시 입원하지 않는 편이 더 낫다.

지금까지의 경험을 바탕으로 "입원하지 않아도 잘 낫습니다" 하고 자신 있게 권하면 환자의 절반은 안심하고 자택 요양을 선택한다. 남은 절반은 아무래도 불안하다며 병원을 선택하는데, 골절, 특히 대퇴골 골절로 입원한 고령의 환자 중 섬망이라는 의식 장애가 나타나 환각을 보거나 착란을 일으키는 등 완전히 몸져눕는 사례가 다수 보고되었다. 결국 집에 돌아가지 못한 채 정신병원이나 요양 병원, 요양 시설로 향하는 사례도 많다.

골반이 부러진 다음 날 화단에 물을 준 환자

그 환자는 90대 할머니였고 치매를 앓으며 혼자서 생활했다. 집에서는 어찌어찌 걸을 수 있지만 외출은 거의 불가능해서 내가 재택 진료를 담당했다.

할머니는 어느 날 집 안에서 넘어졌고 엑스레이 촬영 결과 골반 골절로 밝혀졌다. 골반 중에서 치골이라는 뼈가 부러져 약간 틀어져 있었다. 컴퓨터 단층촬영CT으로 확인하니 골절된 뼈가 방광을 찌를 것 같았다. 정형외과에서는 "큰일이네요. 뼈 때문에 방광이 파열되면 위험해요. 무조건 입원해서 안정을 취해야 합니다"라는 소견을 보였다. 본인에게도 그렇게 권했는데 "입원은 무슨 입원! 절대 안 해!" 하고 거부하는 통에 결국 집에서 지내게 되었다.

다음 날 차도를 보기 위해 왕진을 갔더니 분명 '절대 안정'이라는 말을 들었을 할머니가 화단에 물을 주고 있었다. 깜짝 놀라 병원에 전하니 그런 환자는 처음 본다며 정형외과에서도 다음 왕진에 동참하겠다고 했다. 그때도 할머니는 여전히 걷고 있었다.

무려 골반 골절이었는데 할머니는 그 뒤로도 아무렇지 않게 걸었다. 불행인지 다행인지 치매 덕분에 통증도 별로 느끼지 않는 모양이었다.

인체는 정말 신비해서 "다리가 좀 이상해요"라며 병원까지 걸어가 엑스레이를 찍었더니 대퇴골 경부 골절 진단을 받았다는 환자도 있다. 흔히 넓적다리뼈가 부러지면 걷지 못하리라 생각하지만 그렇지도 않다.

그 밖에도 요추 압박 골절이라는 진단을 받고 2주밖에 지나지 않았는데 그라운드골프를 친 할머니도 있다.

낙상이나 골절을 예방하기 위해서는 평소부터 틈틈이 걷는 것이 가장 중요하다. 그러나 아무리 조심해도 넘어지거나 뼈가 부러질 가능성을 완전히 없애지는 못한다.

누구에게든 예측 불가능한 사고가 발생한다. 만약 골절을 입었다면 좌약이나 진통제로 통증을 다스린 뒤 최대한 빨리 자리에서 일어나자. 골다공증이 진행되지 않도록 조치해 다음 골절을 방지하는 것이 중요하다.

안타깝게도 대부분의 의사는 아직 이 사실을 모른다. 혹은 뼈는 알아서 붙는다는 자연의 섭리를 까맣게 잊고 있다. 언제나 병실에 누운 환자만 보기 때문이다.

그러나 의학 상식은 시대와 함께 변하는 법이다. 기존의 상식에 얽매이면 함정에 빠지기 쉽다. 그 전형적인 예가 '뼈가 부러지면 입원한다'는 안일한 고정관념이다. 골절이라는 만약의 사고가 닥치더라도 걸을 수 있다면 걸어야 그 뒤의 경과가 좋아진다.

뼈가 부러졌더라도
2차 골절을 막으려면
반드시 걸어라

'골절=입원'이라고 단정할 수는 없다.
골절 부위에 따라 차이는 있지만
뼈는 알아서 붙는 법이다. 뼈가 부러졌다고
안정만 취하다 보면 결국 걷지 못하게 된다.
오히려 입원으로 누워 지내면 골밀도가 떨어져
2차 골절의 위험이 생긴다. 재택 의료의 상식은
'통증이 가시는 대로 걷기'다.

제3장

제대로
알아야
제대로
걷는다

똑바로 걸어야
치료 효과가 있다

　　나는 걷기 전문가가 아니다. 그저 의사로서 매일같이 환자들에게 걷기를 권하는 만큼 어떻게 걸어야 좋은지 내 나름대로 열심히 공부해왔다.

　　이번 장에서는 동네 의사로 근무하며 환자를 만날 때마다 전하는 이야기와 한정된 진료 시간에는 충분히 설명할 수 없지만 누구나 꼭 알았으면 하는 정보를 소개한다.

　　나는 환자를 진찰할 때 반드시 신체 여기저기를 만져본다. '으악!'

하고 당혹스러워하는 분이 계실지도 모르지만 만져서 진료하는 촉진은 정말로 중요한 진료 방법이다. 최근에는 혈액 검사, 화상 검사 등 다양한 검사 수단에 의존하며 꼼꼼히 촉진하지 않는 의사가 늘고 있지만 촉진이야말로 진찰의 기본이다.

뼈가 비뚤지는 않은지, 근육의 양이나 탄성이 적절한지 등을 살피며 정성스럽게 촉진하면 그 환자가 평소에 얼마나 걷는지도 짐작할 수 있다. 나아가 인생의 어느 단계에 있는지도 대강 알게 된다.

사실 환자가 진료실에 들어와 내 앞에 놓인 의자에 앉을 때까지 걷고 서는 자세에서 이미 연령과 노화 정도가 드러난다.

본인이 서고 걷는 모습을 본 적이 있는가?

외출을 준비하며 옷매무새를 확인하려고 전신 거울을 보는 사람이 많다. 그때 옷뿐만 아니라 어떤 자세로 서 있는지도 찬찬히 살펴보기 바란다. 가만히 서 있는 모습을 디지털 카메라나 휴대폰 카메라로 촬영해도 좋다. 자기 자신은 아무 이상이 없다고 느끼더라도 객관적으로 관찰하면 똑바로 서지 않는 사람이 상당히 많다.

연배가 있는 여성 중에는 등과 어깨가 구부정하고 고개를 앞으로 쑥 내민 자세에 배에 힘이 들어가지 않아 아랫배가 불룩 나온 분들이 많다(그림 1). 혹시 '내 얘기네!'라는 생각이 들지 않는지?

반면 남성은 중년이 될수록 배 둘레에 차곡차곡 내장 지방이 쌓이는데, 등이나 허리를 젖히는 바람에 배가 앞으로 튀어나와 더욱 빵빵해 보이곤 한다. 이러한 자세로 서면 무게 중심이 뒤로 쏠리므로 구두 뒷굽이 닳기 쉽다. 평소에 구두의 뒷굽만 닳아 의아했다면 자세를 교정해보자.

상체를 뒤로 젖히면 척추에 부담을 주기 때문에 요통의 원인이 된다. 또한 복근을 거의 사용하지 않기 때문에 복부 주변에 지방이 붙기 쉬워서 점점 배가 나온다.

본인은 깨닫지 못하더라도 한쪽으로 무게중심이 쏠린 사람도 있다. 좌우 균형이 맞지 않으면 횡단보도에서 신호를 기다리거나 승강장에서 지하철을 기다리며 자기도 모르게 한쪽 다리에만 중심을 싣고 서는데, 이는 무릎이 상하는 원인이 된다. 익히 알고 있듯 오른발과 왼발의 구두 밑창이 균등하게 닳지 않는다면 무게중심이 한쪽으로 기울어졌다는 뜻이다.

몸에 불필요한 부담을 주지 않고 올바르게 서려면 지금까지 설명한 자세와 정반대로 하면 된다. 즉, 턱을 가볍게 당기고 어깨가 굽지 않도록 가슴을 앞으로 조금 내민다. 등과 허리를 앞으로 구부리거나 뒤로 젖히지 말고 곧게 편다. 배를 앞으로 내밀지 않는다. 마지막으로 좌우 다리에 균등하게 체중이 실리도록 똑바로 선다(그림 2).

그림 1_ 중심이 쏠린 자세

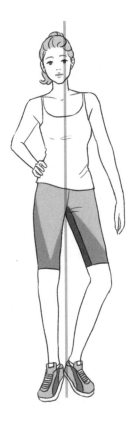 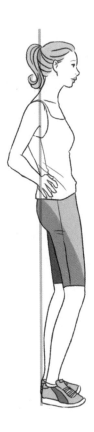

좌우 균형이 맞지 않아 체중이 한쪽 다리로 몰린다. 한쪽 골반이 튀어나오고 허리가 비뚤어진다.

등과 허리를 젖혀 무게중심이 뒤로 쏠린다. 등이 꺾이면서 자연스럽게 배가 나온다.

그림 2 _ 바르게 선 자세

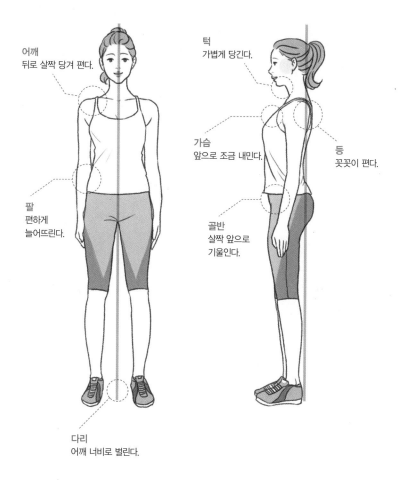

어깨
뒤로 살짝 당겨 편다.

턱
가볍게 당긴다.

가슴
앞으로 조금 내민다.

등
꼿꼿이 편다.

팔
편하게
늘어뜨린다.

골반
살짝 앞으로
기울인다.

다리
어깨 너비로 벌린다.

바른 자세에 대해 달리기 코치이자 마라톤 해설자로 큰 인기를 모은 재일 한국인 김철언 전 육상 선수는 몇 가지만 주의하면 된다고 지도한다. 배꼽 아래 부분인 단전, 팔과 몸통을 연결하는 부위에 있는 견갑골, 그리고 골반을 의식하라는 것이다. 그러면 앞서 소개한 바른 자세를 잡을 수 있다.

정리하자면 단전, 견갑골, 골반만 의식하면 자연스럽게 턱, 어깨, 가슴, 등, 배, 허리, 다리의 위치가 바로잡히는 것이다.

자세를 바르게 하는 것이 걷기의 기본이다

똑바로 섰다고 생각해도
실제로는 자세가 비뚤어진 사람이 많다.
단전, 견갑골, 골반을 체크해 바른 자세를 유지하자.
거울로 본인이 선 모습을 꼼꼼하게 관찰해
바른 자세를 몸에 익히도록 하자.

골반을
앞으로 기울여라

앞서 바르게 서기 위해 단전, 견갑골, 골반을 의식해야 한다고 설명했는데 골반을 조금 앞으로 기울인다는 대목에서 고개를 갸우뚱하는 사람도 있을 것이다.

애당초 골반을 움직일 수 있을까?

일상생활에서 일부러 골반을 움직일 일은 거의 없다. 따라서 이해하기 어려운 동작이므로 간단히 보충한다.

골반은 허리 부분의 모든 뼈를 총칭한다. 구체적으로는 좌우 두 개의 볼기뼈(관골)와 그 가운데에 있는 한 개의 엉치뼈(천골)를 더한 세

개의 뼈로 구성된다. 참고로 좌우의 볼기뼈가 이어진 모습을 가리켜 하트 모양, 나비의 날개 모양이라고도 한다. 몸통이 골반 위에 놓이기 때문에 골반은 상반신과 하반신의 움직임을 연결한다.

그런데 왜 골반을 조금 앞으로 기울이는 편이 좋을까?

골반이 뒤로 누우면 배와 엉덩이에 힘이 들어가지 않고 골반이 부드럽게 움직이지 않는다. 골반이 유연하지 않으면 그 아래에 이어진 다리만으로 걷기 때문에 고관절과 무릎 관절에 불필요한 부담을 주게 된다.

골반을 조금 앞으로 기울이려면 어떻게 해야 될까? 김철언의 말에 따르면 단전에 힘을 준 상태에서 항문을 조이고 엉덩이를 위로 올리면 된다(그림 3). 직접 해보면 확실히 골반이 살짝 앞으로 기울어서 허리 주위가 시원해지는 느낌이 든다.

이것으로 골반을 앞으로 살짝 기울이는 감각이 충분히 전해졌기를 바란다.

한편 외래 진찰을 하다 보면 골반이 틀어졌다며 걱정하는 환자도 많다.

"접골원에 갔더니 골반이 뒤틀렸대요."

"정형외과 선생님이 골반이 비뚤어졌다고 하셨어요."

이렇게 말하며 어두운 얼굴로 진료실에 들어서고는 한다. 출산 전

그림 3 _ 골반을 앞으로 기울인 자세

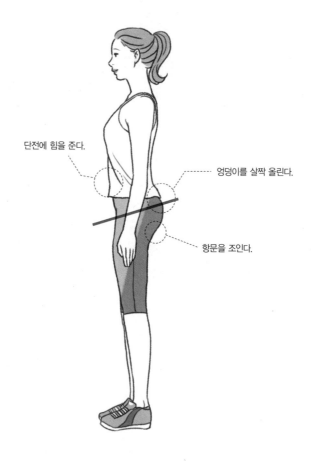

단전에 힘을 준다.

엉덩이를 살짝 올린다.

항문을 조인다.

"골반이 뒤틀려서 아기가 나오기 힘들어요"라는 말을 들은 뒤 계속 마음에 담아둔 환자도 있었다.

하지만 어느 정도 나이가 들면 누구든 골반이 틀어진다. 골반이 뒤틀렸다는 말에 상심하는 환자에게는 "괜찮아요. 골반은 다들 뒤틀려 있어요. 보세요, 저는 더 심해요" 하고 내 허리를 보여준다.

나는 실제로도 허리가 좋지 않아서 자주 접골원을 찾는데 그때마다 반드시 "골반이 비뚜네요"라는 말을 듣는다. "네, 날 때부터 비뚤어졌어요. 성격도요" 같은 농담으로 되받으면 자연스럽게 대화가 끝난다.

'뒤틀렸다'는 말은 그렇다고도 아니라고도 단정 짓기 힘든 알쏭달쏭한 표현이다. 모든 환자에게 하는 말인가 싶을 때도 있다. 원래 예순, 일흔 고개를 넘기고 꼿꼿한 사람은 없다. 그래도 걸을 수 있다. 뒤틀려 있어도 크게 문제되지 않으니 여유롭게 교정한다는 마음으로 바른 자세를 유지하면 된다. '단전에 힘을 주고 항문을 조이고 엉덩이를 올린다' 이 말을 떠올리며 틈틈이 골반을 의식하자.

걸을 때는
골반을 조금 앞으로 기울여라

골반은 누구나 뒤틀리기 마련이다.
그래도 걸을 수 있다. 습관적으로 골반을
앞으로 기울이는 자세로 걷다 보면
틀어진 골반이 제자리를 찾을 수 있고,
고관절과 무릎에 무리가 덜 가게 된다.

팔꿈치를 뒤로
최대한 당겨라

단전, 견갑골, 골반을 의식해 바르게 서는 방법을 익혔다면 다음은 걷기다.

책을 내려놓고 평소처럼 걸어보자. 가능하면 전신이 비치는 거울 앞에서 자세를 확인하기 바란다.

- 등을 구부리고 걷는가?
- 고개를 앞으로 내미는가?
- 배를 내밀고 걷는가?

- 한쪽 어깨가 내려갔는가?

위의 질문에 해당하는 사람은 '단전, 견갑골, 골반을 의식해 바르게 서기'를 떠올리자. 이제 다음을 확인한다.

- 팔이 움직이지 않고 제자리에 있는가?
- 다리만 움직이며 터벅터벅 걷는가?

걷고 서는 모습에 나이가 드러난다고 했는데, 특히 나이가 가장 많이 보이는 부분은 팔이다. 나이가 들면 다리만 써서 걷는 사람이 많다. "팔을 흔들면서 걸어야 젊어져요"라고 조언하면 열심히 팔을 휘젓지만 앞으로만 내미는 사람이 대부분이다.

나이는 '걸을 때 팔꿈치를 얼마나 뒤로 당기는가'에 나타난다.

모범적인 걷기 자세를 생각하면 듀크 사라이에デューク更家가 제일 먼저 떠오른다. 듀크 사라이에는 '토르소 워킹'トルソウォーキング의 창시자로 유명하다. 토르소 워킹이란 양팔을 꼬아 손바닥을 붙여서 머리 위에 올린 다음 다리를 교차시키며 걷는 독특한 보행법이다. 하지만 나에게 듀크 사라이에는 올바른 걷기 자세는 팔을 뒤로 당기며 걷는 것이라고 알려준 사람이다.

듀크 사라이에의 워킹을 보았을 때 팔을 흔드는 방법이 가장 인상에 남았다. 실제로 그가 올바른 걷기 자세를 설명할 때는 언제나 '팔을 뒤로 당겨야 한다'고 강조한다.

특히 팔꿈치의 위치가 중요한데 행진할 때처럼 팔꿈치를 배보다 앞으로 내밀면 안 된다. 팔보다 팔꿈치를 뒤로 당긴다고 생각하는 편이 쉬울지도 모르겠다. 의식적으로 팔꿈치를 뒤로 당기면 자연스럽게 앞으로 되돌아간다(그림 4).

왜 팔꿈치가 중요할까? 팔꿈치를 뒤로 당기면 견갑골이 움직이기 때문이다. 즉, 움직일 곳은 팔이 아니라 견갑골이다.

견갑골 주변은 온몸에서 근육이 가장 많다. 그 큰 근육을 움직이며 걸어보자. 하반신뿐 아니라 상반신도 사용해 전신으로 걷는지가 최대 관건이다.

김철언은 상반신까지 사용해 걷는 '체간 워킹'을 개발해 보급에 힘쓰고 있다. 분명 '상반신도 사용해 전신으로 걷는다'는 말은 '체간으로 걷는다'고 바꿔 말할 수 있다.

체간이란 몸통을 가리킨다. 신체에서 머리와 팔다리를 제외한 부분인데 구체적으로는 견갑골, 갈비뼈, 척추, 골반과 이를 둘러싼 근육이다. 어깨, 가슴, 배, 등의 근육에 적당한 힘을 주고 체간을 의식하며 걷는 보행법이 체간 워킹이다.

그림 4 _ 팔꿈치를 뒤로 당기는 자세

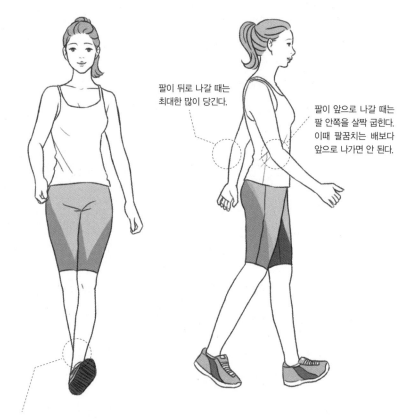

팔이 뒤로 나갈 때는
최대한 많이 당긴다.

팔이 앞으로 나갈 때는
팔 안쪽을 살짝 굽힌다.
이때 팔꿈치는 배보다
앞으로 나가면 안 된다.

다리는 일직선으로 교차시킨다.

체간 워킹을 할 때는 다음의 몇 가지 사항만 주의하면 된다(그림 5).

- 복근을 의식해 상반신을 곧게 편다.
- 엉덩이 근육을 의식해 착지할 때의 충격을 완화한다.
- 허리와 허벅지를 잇는 장요근을 의식해 골반을 움직이며 허벅지를 살짝 내민다.

"너무 어려워요. 걷기도 전에 기운 빠지겠어요" 이런 하소연이 들리는 듯하다. 그러나 다리만으로 걷는 방법이야말로 하체에 힘이 쏠리면서 오히려 훨씬 많이 지친다. 체간 근육을 적절히 사용하면 전신의 운동량이 늘어나는 반면 여러 근육에 힘이 분산돼 한결 편하게 느껴진다.

그러니 근육을 하나하나 의식하면 오히려 어정쩡하게 걷기 쉽다. 그러니 팔꿈치 뒤로 당기기와 바른 자세 유지하기, 이 두 가지만 유의하자. 자연스럽게 전신으로 걷게 될 것이다.

반복하지만 가장 중요한 요령은 팔꿈치 뒤로 당기기다. 팔꿈치가 좀처럼 뒤로 움직여지지 않는다면 견갑골이 경직되었을 가능성이 높다.

평소부터 틈틈이 견갑골을 움직이면 굳어진 주변 근육이 이완돼

그림 5 _ 체간 워킹

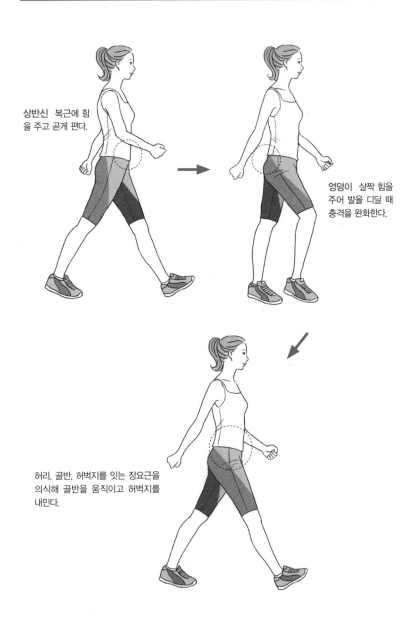

상반신 복근에 힘
을 주고 곧게 편다.

엉덩이 살짝 힘을
주어 발을 디딜 때
충격을 완화한다.

허리, 골반, 허벅지를 잇는 장요근을
의식해 골반을 움직이고 허벅지를
내민다.

걸을 때도 기분 좋게 팔꿈치를 뒤로 당길 수 있다. [그림 6]의 견갑골 체조를 꾸준히 하면 바른 자세를 만드는 데 도움이 된다.

견갑골은 평소 움직일 일이 거의 없다. 하지만 걷기 전에 준비 운동으로 가볍게 풀어주면 어깨에 힘이 들어가지 않고 팔꿈치를 자유롭게 움직일 수 있어서 좋다.

그림 6 _ 견갑골 체조

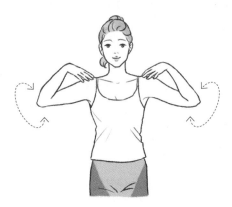

손을 좌우 어깨 위에 올리고 팔
꿈치를 크게 돌려 어깨를 회전시
킨다.

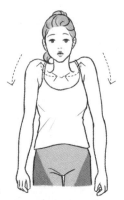

목을 움츠리듯 양 어깨를 들어
올린 뒤 견갑골을 모으며 어깨를
아래로 내린다.

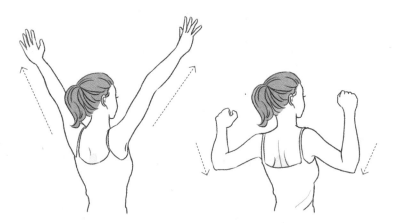

양쪽 팔을 위로 쭉 뻗는다.

팔꿈치를 천천히 굽히며 양팔을
등 쪽으로 내리면서 당긴다.

다리로만 걷지 마라
체중을 분산시켜 걸어라

하체에만 집중해 걸으면 힘이 몰려 훨씬 빨리 지친다.
다리가 아니라 온몸으로 걷자. 주의할 곳은 팔꿈치!
팔꿈치를 뒤로 당기면 견갑골이 움직이므로
상반신 근육을 골고루 쓸 수 있다.

척추를 위로
쭉 늘여라

　　상반신과 하반신을 모두 사용해 걸으려면 팔꿈치 뒤로 당기기와 바른 자세 유지하기가 중요하다. 바른 자세를 유지하는 방법으로 단전 의식하기, 견갑골 모으기, 골반 앞으로 기울이기를 소개했는데, 하늘에 매달린 실이 머리끝을 잡아당긴다고 상상하는 방법도 좋다.

　　정수리에 연결한 실을 누군가가 당긴다는 느낌으로 등을 곧게 세우고 가슴을 쭉 편다. 이때 가슴도 중요하다. 가슴을 열면 폐가 확장돼 호흡이 깊어지기 때문에 산소를 충분히 들이마시며 편하게 걸을 수 있다.

발뒤꿈치로 착지하기도 빼놓을 수 없다. 바르게 걸으려면 발뒤꿈치부터 착지해 발끝으로 차듯이 내디뎌야 한다는 말을 들어보았을 것이다. 이 자세는 의외로 누구나 자연스럽게 실천하고 있다. 포인트는 뒤꿈치부터 착지할 때 다리 위에 상반신을 똑바로 세우는 것이다. 그래야 머리에서 발끝이 일직선이 되고, 착지하면서 생기는 충격을 무릎과 허리뿐 아니라 온몸으로 흡수해 효율적이고 부드럽게 걸을 수 있다.

보폭은 약간 넓게 잡는다. 보폭에도 나이가 드러나기 쉽다. 나이를 먹을수록 보폭이 좁아지기 때문이다. 할아버지, 할머니의 걸음걸이를 상상해보자. 좁은 보폭으로 발을 탁탁 떨어트리며 걷는 모습이 떠오르지 않는가? 잔걸음보다는 조금 넓은 보폭으로 걸어야 기분 좋게 온몸을 쓸 수 있다.

나는 과장을 조금 섞어 "북한 병사처럼 걸으세요"라고 권한다. 북한 병사는 가슴을 열고 등을 쭉 편 자세에서 턱을 당기고 큰 보폭으로 걷는다. 물론 그 걸음걸이를 똑같이 따라 할 수는 없지만 의외로 좋은 교본이 된다.

걷기로 몸과 머리를 동시에 스트레칭

발뒤꿈치로 착지해 상반신을 똑바로 세우는 법이 어렵다면 100미터만이라도 의식해서 걸어보자. 땅을 디디는 순간에 중심축을 일직선으로 만든다고 상상하면서 발뒤꿈치로 착지해 발끝으로 지면을 차듯이 내딛는 과정을 반복하기만 해도 등이 쭉 펴진다.

사실 바르게 걸으면 전신을 스트레칭하는 효과도 있다.

'척추 스트레칭 워킹'이라는 말을 아는지?

효고兵庫 현 건강재단에서 시작한 운동인데 최소한의 주의사항만으로 바르게 걷고 서는 법을 익힐 수 있다. 척추 스트레칭 워킹에서는 [그림 7]과 같이 세 가지 포인트만 의식하면 된다.

가장 중요한 것은 정수리, 배, 착지의 순서로 의식하는 것이다. 이미 눈치챘겠지만 척추 스트레칭 워킹도 지금까지 설명한 방법과 크게 다르지 않다. 빠진 것은 팔꿈치 뒤로 당기기 정도랄까?

예전에 아마가사키 시와 니시노미야西宮 시 사이를 흐르는 무코武庫 강에서 척추 스트레칭 워킹 대회가 열린 적이 있다. 모든 참가자가 척추 스트레칭 워킹으로 강가를 걷는 시민 행사였는데 나도 참가해 전문가에게 자세한 방법을 배우기도 했다. 또 참가한 시민을 대상으로 걷기 전후의 혈압도 측정했는데 대부분 걷고 난 후의 혈압이 걷기 전보다 10~20 정도 낮아졌다.

그림 7 _ 척추 스트레칭 워킹

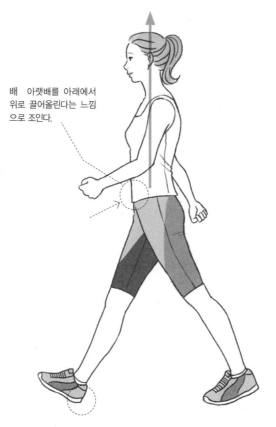

정수리 끈으로 잡아당긴다는 느낌으로 등을 쭉 펴고 가볍게 가슴을 연다.

배 아랫배를 아래에서 위로 끌어올린다는 느낌으로 조인다.

착지 무릎을 가볍게 뻗어 발끝을 들어 올린 뒤 발뒤꿈치부터 착지한다.

시원하게 등을 펴고 걸으면 부교감신경이 활성화돼 긴장이 풀리기 때문일 것이다. 적절한 운동은 뇌와 몸을 쉬게 한다.

80세에 모델 워킹이 가능할까?

마지막 여담으로 바른 자세를 위해 모델 워킹을 해보면 어떨까 제안하고 싶다. 패션쇼에서 런웨이를 걷는 모델의 걸음걸이 말이다. '멋지긴 한데 겉모습만 예뻐서 되겠어?'라고 생각하는 사람이 많을 것이다.

그런데 꼭 그렇지만도 않다. 모델 워킹의 기본은 등 펴기다. 견갑골을 모아 가슴을 열고 당당하게 걷는다. 더욱이 다리가 아닌 중심을 앞으로 내민다는 감각으로 상반신을 움직인다고 한다. 즉, 체간을 충분히 사용하는 걷기다.

모델 워킹은 겉보기에도 좋을 뿐 아니라 올바른 걸음걸이로도 손색이 없다. 여성 환자에게 바르게 걷는 방법을 설명할 때는 "모델이 됐다고 상상하며 걸으세요" 하고 권한다. 당장 똑같이 따라 하기는 힘들지만 '나는 모델이다!'라는 기분으로 5분 정도 걸으면 정말로 그럴싸한 자세가 나온다. 여성은 모델, 남성은 북한 병사를 상상하며 등과 가슴을 펴고 걷자.

척추를 쭉 뻗으면
스트레칭 효과까지 얻는다

긴장을 풀고 어깨를 쭉 펴면서 걸어보자.
걸음걸이가 바르면 스트레칭 효과도 있다.
아랫배에 힘을 주고 머리 위에서
끈으로 잡아당긴다는 느낌으로 등을 편 다음
가슴을 열고 모델처럼 걸어보자.

생각하며 걸으면
효과도 두 배!

상반신과 하반신을 모두 사용하며 걷기에 더해 '머리를 쓰면서 걷기'도 추천한다.

제1장에서 '최고의 치매 예방법은 계산하며 걷기'라고 소개했는데 치매 예방은 걷기의 효과 중에서도 특히 강조하고 싶은 부분이다. 평소에 걸을 때마다 꼭 실천하기를 바란다.

국립장수의료연구센터에서는 경도 인지 장애 환자가 머리를 쓰면서 운동하면 치매로 진행되지 않도록 예방할 수 있다는 사실을 밝혀냈다. 아울러 다양한 운동 방법을 제시했는데 그중에는 '50부터 3씩

빼면서 걷기'와 '끝말잇기하며 걷기'도 있다.

내가 치료하는 환자 중에는 지나가는 자동차의 번호판을 기억한 뒤 각각의 숫자를 더하면서 걷는 사람도 있다. 이 방법을 응용해 차량 번호판에 있는 숫자 네 개를 활용해서 답이 0이 되는 계산식을 만들며 걷기도 한다. 본인은 놀이라 생각하지만 실은 상당히 머리를 쓰는 건강요법이다.

한 줄짜리 짧은 시를 지으며 걷는 멋스러운 방법도 추천한다. 지나치게 형식에 얽매이거나 긴 시를 지을 필요는 없다. 일본 센류川柳라는 정형시처럼 5·7·5, 총 17글자의 운율에 맞춰 지어도 재미있는데 자신만의 스타일을 개발해도 좋다.

걷는 동안 여러 편을 지으며 마음에 든 시를 기억하자. 하루에 열 편이나 스무 편으로 목표를 정해도 좋다. 이렇게 하면 시상을 떠올릴 때에도 머리를 쓰고, 완성한 시를 기억할 때에도 머리를 쓴다.

세이루카 국제병원의 히노하라 시게아키日野原重明 박사는 104세의 생일을 기념해 《10월 4일 104세에 104편》10月4日104歲に104句이라는 책을 출간했다. 하이쿠俳句(센류와 같은 음수율을 지니지만 비교적 제약이 많은 정형시―옮긴이) 모음집으로 계어季語(하이쿠의 필수 요소로 계절감을 나타내는 말―옮긴이)는 없으며 소년처럼 솔직한 감성이 넘친다. 참고로 박사는 98세부터 하이쿠를 시작했다고 한다.

사람만이 언어의 아름다움을 느끼고 풍류를 즐길 수 있다. 그저 묵묵히 걷기는 아쉬우니 치매 예방을 겸해 짧은 시를 지으며 잠시 시인이 되어보면 어떨까?

걸을 때는 새로운 아이디어가 떠오르기 쉬운 만큼 멋진 시상도 퐁퐁 솟아오른다. 작가 중에서도 작품 제목이나 줄거리를 생각할 때 걷는 사람이 많다고 한다. 교토에 있는 철학의 길哲学の道은 철학자 니시다 기타로西田幾多郎가 즐겨 걸으며 사색에 잠겼다고 해서 생긴 유명한 산책로다. 독일의 철학자 하이데거Martin Heidegger도 산속 오두막에서 생활하는 동안 산길을 산책하며 생각에 잠긴 나날을 보냈다고 한다.

그러고 보면 동서고금의 위대한 발견은 모두 걷는 동안 이루어지지 않았을까? 꼼짝 않고 앉아만 있으면 좋은 생각은 떠오르지 않는다. 이런저런 생각을 하며 걷다가 '쾅!' 하고 번개가 치듯 떠오르거나 '뽕!' 하고 머릿속에 튀어나온다.

위대한 철학자처럼 고상한 생각은 하지 않아도 좋다. 좋은 시상이 떠오르면 그것으로 충분히 근사한 발견이다. 걸어야 좋은 작품이 나온다는 사실을 실감한다면 걷기가 더욱 즐거워질 것이다.

머리와 몸을 함께 쓰면
창의력이 샘솟는다

묵묵히 걷기만 하기엔 어딘가 아쉽다.
동서고금의 위대한 발견은 걸으며 이루어졌다.
발걸음을 옮기며 복잡한 고민을 훌훌 털어버리면
멋진 시가 퐁퐁 솟아나온다.

걷기 좋은 신발을 고르는
세 가지 방법

걷기를 위해 특별한 도구나 장비를 갖출 필요는 없지만 유일하게 생략할 수 없는 준비물이 바로 신발이다.

신발은 누구나 가지고 있다. 다만 멋을 위한 신발이나 평소에 신는 신발과 걷기용 신발은 구분하는 편이 좋다. 높은 힐을 신으면 한 정거장 먼저 내려서 걸으려 해도 발이 아파 엄두가 나지 않을 것이다. 그러니 걷기용 운동화를 따로 챙겨서 회사 사물함이나 책상 아래에 놓아두자.

걷기 좋은 신발을 고르는 첫 번째 요령은 걷기에 특화된 신발을 고르는 것이다. 요즘에는 걷기에 특화된 운동화가 많이 개발되었다. 걷기용 운동화를 고를 때 가장 먼저 눈여겨볼 곳은 밑창이다. 특히 허리나 무릎이 안 좋은 사람은 착지할 때 받는 충격을 분산 흡수하는 소재를 선택하는 것이 중요하다.

워킹화는 뒤꿈치부터 착지한 뒤 발끝으로 바닥을 차는 걷기 특유의 움직임에 맞춰 뒷굽의 쿠션감이 좋은 것이 특징이다. 또한 오래 걸으려면 발뒤축을 단단히 받쳐주는 안정감 있는 신발을 선택해야 한다.

두 번째로는 본인의 발 모양에 맞는 신발을 골라야 한다. 신발 모양은 제조사에 따라 천차만별이다. 일반적으로 자국민의 발 모양에 맞춰 디자인하므로 국산 브랜드가 잘 맞는다고 볼 수 있다. 반드시 직접 신어보고 몇 걸음 걸으며 다음 사항을 확인해보자. 시간대는 발이 붓기 쉬운 저녁이 좋다.

- 발바닥의 아치 부분이 잘 맞는가?
- 뒤꿈치를 디뎠을 때 뒤축이 잘 맞는가?
- 발볼이 답답한가?
- 발끝이 신발에 맞부딪치거나 발가락이 구부러지는가?
- 발등에 압박감이 있는가?

- 복사뼈가 신발에 닿는가?

　한편 엄지발가락이 굽는 무지외반증으로 고생하는 여성도 적지 않다. 평발 때문에 쉽게 피로해지거나 조금만 걸어도 통증을 느끼는 사람도 있다. 정형외과에서는 발 관련 질환으로 고통받는 사람에게 구두나 깔창을 주문 제작해주는 치료를 받을 수 있다. 모든 정형외과에 해당하지는 않으므로 족부 클리닉이 있거나 족부 전문의가 근무하는 병원에 문의해보자.

　본인의 발에 맞는 신발을 고르려면 전문가의 힘을 빌리는 것도 좋은 방법이다. 여러 종류의 운동화를 취급하는 매장에는 워킹화를 잘 아는 직원이 근무하기 마련이다. 그 직원에게 문의해 조언을 구하면 실패할 확률이 적다. 무지외반증이나 평발 등 발 관련 질환이 있다면 족부 전문의와의 상담도 고려해보자.

　첫 번째 걷기에 특화된 신발, 두 번째 본인의 발에 맞는 신발에 이어 마지막 세 번째는 걷기 의욕을 자극하는 신발이다. 가죽 구두나 하이힐을 신으면 오래 걷고 싶다는 생각이 들지 않는다. 전문가가 객관적으로 봤을 때 발에 꼭 맞는 신발이라도 왠지 마음이 끌리지 않을 때도 있다. 사람마다 신발에 대한 기호가 있기 때문이다.

　겉모양과 착용감 모두 사람마다 취향이 다르다. 보기만 해도, 신기만 해도 걷고 싶어지는 신발이야말로 걷기를 습관화하기 위해 그무엇보다 중요한 요소다.

물론 지금까지 소개한 모든 조건을 만족시키려면 가격이 만만치 않을지도 모른다. 여러 브랜드에서도 고기능성 운동화를 개발하고 있다. 정상급 육상 선수가 100미터를 10초 만에 주파하게 된 까닭은 인류의 발이 빨라졌다기보다 운동화가 진화했기 때문이라는 말도 있다. 그만큼 운동화의 기능이 좋아졌다는 뜻이다.

이야기를 되돌리면 기능이 좋고 걷기 편할수록 그만한 가격이 나가는 법이다. 하지만 걷기에 필요한 준비물은 신발뿐이고 신발이 맞지 않으면 걷는 즐거움이 반으로 줄어든다. 의사로서 말하건대 감기나 대수롭지 않은 증상 때문에 병원에 지불하는 비용을 신발에 투자하자. 오히려 다소 비싼 신발을 고르면 모처럼 좋은 운동화를 샀으니 꼭 걸어야겠다는 동기부여가 될지도 모른다.

발과 마음에 꼭 맞는
신발을 골라라

걷기용 운동화를 고를 때는 걷기에 특화되고
본인 발에 잘 맞으면서 무엇보다
걷고 싶다는 기분이 드는 것으로 고르자!
저녁에는 발이 붓기 쉬우므로 아침보다는
저녁에 신어보고 구입하는 것이 좋다.

양손을 비워야
자세가 좋아진다

여러분은 외출할 때 어떤 가방을 메는가? 길을 걷는 여성을 보면 대부분 핸드백을 들고 있다. 오른손에는 핸드백, 왼손에는 종이가방을 들어서 양손이 가득 찬 사람도 있다. 남성도 출퇴근할 때는 대부분 가방을 손에 든다.

걷기를 방해하는 요소는 하이힐이나 가죽 구두만이 아니다. 너무 많은 짐도 걷고자 하는 마음이 싹 달아나게 만드는 방해꾼이다.

나는 빈손으로 거리에 나가는 일이 많은데 나처럼 손에 아무것도 없이 걷는 사람은 거의 마주치지 않는다. 특히 여성들은 가까운 편의

점에 가거나 우편물을 부치러 갈 때조차 손에서 핸드백을 놓지 않을 때가 많다.

이러한 습관은 할머니가 되어도 이어진다. 화장실에 갈 뿐인데도 작은 가방을 챙겨 들 정도다. 마치 빈손 공포증에 걸린 사람처럼 허전한 손을 꺼린다. 하지만 기분 좋게 걸으려면 양손이 가벼워야 한다. 짐을 들고 걸으면 팔꿈치를 뒤로 당겨 견갑골을 움직일 수 없다.

그러니 어떻게 해야 빈손이 될지 곰곰이 생각해보자. 물건을 몽땅 집에 두고 외출하거나 전부 주머니에 넣는 방법은 현실성이 없으니 물품 보관함을 활용하면 어떨까?

특히 도심에는 지하철역이나 시내 곳곳에 물품 보관함이 설치돼 있다. 보관함에 물건을 맡기고 가뿐해진 손으로 걸어보자. 문제는 '지하철역 하나는 걸어가야지', '한두 정거장 먼저 내려서 걸어볼까?' 하고 생각하는 사람은 활용하기 힘들다는 점이다. 짐이 남겨지기 때문이다.

그래서 가장 추천하는 방법은 백팩이다. 백팩을 메면 양손이 자유롭다. 물론 숄더백도 어깨에 메면 양손을 쓸 수 있지만 한쪽보다는 양쪽 어깨에 골고루 무게를 분산시키는 편이 걷기에 좋다.

같은 백팩이라도 캐주얼에서 정장까지 다양한 옷차림에 맞는 디자인이 있으니 여자든 남자든 출퇴근이나 외출할 때 메기 위한 나만의 가방을 찾아보자. 분명히 걷는 데 도움이 될 것이다.

걷기를 습관화하려면 일상생활과 걷기를 어떻게 조화시킬지 고민해야 한다. 특히 여성은 옷차림도 소홀히 할 수 없다.

"자외선 때문에 좀 그래요", "밖에서 걷다가 기미 생겨요" 이렇게 말하며 걱정하는 분도 많은데 자외선은 분명 가볍게 볼 수 없는 문제다. 최근에는 자외선이 백내장의 발병 위험을 높인다는 사실이 밝혀졌다. 자외선은 여성뿐 아니라 남성의 적으로도 떠오른 기미를 유발하는 원인이기도 하다.

따라서 밖에서 걸을 때는 양산이 필수라는 여성도 많다. 그러나 양산을 쓰면 팔꿈치를 뒤로 당기기는커녕 한쪽 팔 전체가 고정돼버린다. 당연히 견갑골도 움직이지 않는다.

그렇다면 양산 없이 걸을 수 있는 자외선 대책을 세우면 어떨까? 모자를 착용하거나 선글라스를 쓰면 눈을 지킬 수 있다. 피부를 위해서는 선크림 등의 자외선 차단 효과가 있는 화장품도 많다.

해가 들지 않는 이른 아침이나 저녁 무렵에 걷기도 탁월한 선택이다. 흐린 날은 그야말로 걷기에 안성맞춤이 아닐까?

막상 생활 속 걷기를 실천하려면 옷차림, 소지품, 자외선 등의 장애물 때문에 남성보다 여성이 해결할 과제가 많다고 느낀다. 남자라면 바지 주머니에 지갑만 넣고 홀가분하게 걸을 수 있지만 여자에게는 그리 쉬운 일이 아니다.

하지만 굳이 남녀를 나누어 생각하자면 여성일수록 열심히 걸어야 한다. 남성보다 여성의 기대 수명이 높은 만큼 요양 보호가 필요하거나 몸져누울 가능성이 높은 쪽은 여성이며 폐경 후에 여성 호르몬이 감소해 골다공증에 걸리기 쉬운 쪽도 여성이기 때문이다.

그러니 여성이여, 이 책을 계기로 어떻게 해야 걷기를 습관화할지 진지하게 생각해보면 어떨까?

두 손이 가벼워지면
걷기가 2배는 즐거워진다

빈손으로 걷는 방법을 고민해보자.
첫 번째로 백팩, 두 번째로 물품 보관함이 있다.
피부 건강을 위해 자외선 차단도 소홀히 할 수 없다.
자외선 차단을 위해서는 양산보다
모자나 화장품을 활용하자.

거리와 지하철을
나만의 피트니스센터로

"이제부터 꼭 걸으세요" 하고 권하면 환자들은 "언제가 가장 좋을까요?" 하고 되묻는다. 아침과 저녁 중 어느 시간대가 좋은지 묻는 사람도 있다.

대답은 '언제든 좋다'지만 고혈압 환자가 추운 겨울 아침에 걷다가 쓰러지거나 당뇨병으로 혈당 강하제나 인슐린을 투여받던 환자가 식사 전에 걷다가 저혈당으로 정신을 잃을 수도 있으므로 주의가 필요하다. 건강상 불안 요소가 있다면 스스로 세심하게 컨디션을 조절하거나 자신의 몸 상태를 잘 아는 주치의와 상담하며 걷는 시간과 방법을 알맞게 정하는 등 신중을 기해야 한다.

"일주일에 몇 번이 좋을까요? 매일 걸을까요?"라는 질문도 많다. 일주일에 한 번으로 충분하다는 전문가도 있지만 할 수만 있다면 매일 걷기보다 좋은 것은 없다. 시간과 체력이 허락되는 한 많이 걸으면 된다.

다만 내가 권하는 '매일 걷기'는 워킹 코스로 유명한 공원이나 잘 정비된 강가를 매일 찾자는 뜻은 아니다. 걷기를 특별한 활동으로 의식하기보다 일상생활의 일부로 자연스럽게 받아들이는 편이 좋기 때문이다.

- 아침 출근길에 집에서 가장 가까운 역이 아니라 한두 정거장 멀리까지 걸어간다.
- 내려야 할 역의 한두 정거장 앞에서 내려 그만큼 걷는다.
- 환승은 일부러 많이 걷는 방법을 선택한다.
- 회사 생활을 한다면 점심시간에 멀리 떨어진 식당까지 걷는다.
- 은행 업무 등 볼일이 있을 때는 조금 먼 지점까지 걷는다.

사회생활이나 집안일을 하다 보면 눈 깜짝할 사이에 하루가 지나간다. 걷기의 중요성을 인식하고 '매일 30분 걷기'라는 계획을 세워도 따로 시간을 내기란 좀처럼 쉽지 않다. 그러니 위에서 제시한 방법처럼 생활 속에서 걷는 시간을 늘려보자. 간단한 방법으로도 걱정하는 것보다 많은 시간을 잃지 않고 총 30분 정도는 확보할 수 있다. 게다가 생활에 녹아든 만큼 습관으로 만들기도 쉽다.

이 책의 일본 출판사인 '야마케이'山と渓谷社의 직원들은 회사 이름대로 등산을 매우 좋아한다고 들었다. 22층에 있는 사무실까지 계단을 이용하는 사람도 있다. 10층이 넘어가면 엘리베이터 없이 다니기는 힘들지만 매일 오가는 아파트나 회사에서 낮은 층만이라도 계단을 이용하면 알맞은 운동량이 된다.

운동은 생각하기 나름이다. 본인의 생각에 따라 평소의 생활공간을 피트니스센터로 바꿀 수 있다. 예를 들어 휴일을 맞아 번화가에서 쇼핑을 할 때는 일단 보관함에 짐을 맡기고 최대한 손을 가볍게 한 다음 거리를 누비자. 윈도쇼핑을 하면서 걸어도 좋다. 에스컬레이터나 엘리베이터를 타지 않고 보고 싶은 물건을 잔뜩 구경하며 걸으면 거리가 피트니스센터로 변한다.

도심의 지하철역은 오르락내리락하는 층간 이동도 많고 쭉 뻗은 통로를 얼마든지 걸을 수 있어서 인공적인 산과 계곡 같은 곳이다. 해가 진 뒤의 거리 걷기도 좋다. 밤이 되면 한낮과는 전혀 다른 거리의 얼굴이 고개를 든다. 길을 걷는 사람들도 달라지기 때문에 가만히 관찰하면 동물원보다 훨씬 재미있다.

거리에는 걸어야만 만날 수 있는 풍경, 걷지 않았다면 몰랐을 일들이 수없이 많다. 모두 걷기의 매력이다.

일상을 피트니스센터로 바꾸는 선택지가 많은 사람은 평일이건 휴일이건, 날씨가 좋건 나쁘건 언제든지 걷기를 만끽할 수 있다. 그러니 꼭 자신만의 비결을 늘려가기 바란다.

부담스러운 걷기는 피하고 일상생활에서 걸어라

거리와 지하철역에서 신나게 걸어보자.
생각에 따라 일상적인 공간이
근사한 피트니스센터로 변신한다.
하루 중 언제 어디에서든 걸을 수 있는
걷기의 달인이 되자!

허리와 무릎이 아픈
사람에게 추천하는 걷기법

"무릎이 시려서 걸을 수가 없어요."

"허리가 욱신거려서 똑바로 서지도 못해요."

걷기를 추천하면 이런 반응을 보이는 환자도 많다. 어느 정도 나이가 들면 무릎과 허리를 비롯해 온몸이 삐걱거리기 시작한다. 그러나 나이를 핑계로 몸을 사리며 걷지 않으면 점점 쇠약해질 뿐이다.

무릎이 쑤시거나 허리가 결리더라도 무릎 보조기나 허리 보호대로 지지하면서 가능한 만큼 걸어보자. 앞서 소개한 올바른 걷기 자세를 완벽하게 실천할 필요는 없다. 본인의 컨디션에 맞춰 무리하지 않는 범위에서 걸으면 된다.

65세 이상 인구의 세 명 중 한 명이 손발 관절의 통증에 시달린다고 한다. 관절에 통증이 생기는 대표적인 질환은 변형성 무릎 관절증이다. 관절을 보호하는 연골이 닳아서 붓고 아픈 증상이 나타나는데 심각해지면 관절 부분의 뼈가 변형된다.

변형성 무릎 관절증이 발생했을 때 "여기서 더 아프면 어떡하지?", "움직이면 아플 텐데……" 하는 걱정으로 걷지 않으면 관절을 지탱하던 주변 근육까지 손실돼 오히려 증상이 악화된다. 따라서 무릎이 뻣뻣하거나 관절 통증이 시작되면 걷기를 잊지 말아야 한다.

연골이 닳는 원인은 나이 탓도 있지만 과격하고 잘못된 운동 습관이나 비만 체형도 무시할 수 없다. 그러므로 착지할 때 체중보다 3배나 큰 충격이 발생하는 조깅은 추천하지 않는다.

다리가 O자 모양으로 휘는 오다리는 일본 사람에게 많은데, 특히 무릎 안쪽에 체중이 실리기 때문에 안쪽 관절이 닳는 사람이 많다.

이런 경우 오다리 교정 깔창을 이용해 발바닥의 바깥쪽을 조금 높이면 휜 다리가 교정되고 무릎에 가해지는 부담도 줄어든다. 증상이 심할 경우 정형외과 등에서 치료받는 비용에 건강보험이 적용되므로 꼭 확인해보기 바란다.

누구든 언젠가는 몸 어딘가에 이상이 오기 마련이다. 많은 사람이 그 순간에 걷기를 포기한다. 하지만 깔창과 같은 교정 용품이나 무릎 보조기, 허리 보호대처럼 약해진 신체를 지지하는 도구를 적절히 활용하며 걸을 수 있는 범위에서 계속 걸어야 한다. 열심히 걷다 보니 무릎과 허리의 통증이 사라졌다는 환자도 결코 적지 않다.

바깥에서 걷기가 부담스럽다면 건물 복도를 걸어도 좋다. 쭉 뻗은 데다 손잡이도 있으므로 걷기에 안성맞춤이다. 외출 자체가 어렵다면 집 안에 손잡이를 설치해 걷기 좋은 환경을 만들자.

어떤 상황에서도 살아 있는 한 걸어야 한다. 그것이 내 바람이다. 제1장에서 설명했듯 걷기만으로 예방되거나 호전되는 질환이 굉장히 많다. 또한 걷기는 질병뿐 아니라 장기에도 좋은 영향을 준다.

심장도 예외는 아니다. 예전이라면 심장병 환자는 안정을 최우선으로 삼았지만 지금은 심장이 약한 사람일수록 걸어야 한다는 쪽으로 의식이 변하고 있다. 걸으면 낮은 강도로 심장 박동 수가 상승하기 때문에 심장 재활로 이어지기 때문이다. 아키히토明仁 일왕도 심장에 관상동맥 대신 별도의 혈관을 연결하는 바이패스 수술을 받은 뒤 심장 재활을 계속했다고 한다.

심장 재활이란 심장에 가벼운 부담을 주는 운동을 가리킨다. 걷기야말로 심장 재활의 기본이다. 아키히토 일왕도 수술 직후부터 재활에 매진한 결과 수술 전보다 체력이 좋아졌다고 한다.

파킨슨병 등 신경성 난치병 때문에 점점 힘이 빠지는 사람도 간병인이나 가족의 부축을 받더라도 걷기를 포기하지 않았으면 한다.

만약 걸을 수 없게 되더라도 이동 자체를 포기하지는 말자. 휠체어에 앉아서도 지하철은 물론 기차나 비행기를 탈 수 있다. 어떤 항공사는 휠체어를 탄 고객에게도 완벽한 서비스를 제공한다. 철도회사 직원들도 꾸준히 연습하기 때문에 척척 도울 수 있다. 관광버스 중에는 휠체어를 탄 사람이 편하게 탑승할 수 있도록 리프트를 설치한 차량도 있다. 그러니 관광이든 여행이든 본인이 포기하지 않는 한 즐거움을 누릴 수 있다.

걸으면 뇌가 활성화된다고 설명했는데 이동만 해도 눈, 코, 귀를 통해 새로운 자극이 전달돼 뇌가 활성화된다. 본인의 다리로 걷지 못하고 휠체어 위에서 생활한다는 핑계로 집 안에서만 지낸다면 단조로운 일상을 보내기 쉽다. 이동을 하면 온도와 공기가 달라지고 바람소리, 사람들의 말소리, 꽃향기 등 다양한 변화가 느껴진다. 이러한 자극이 중요하다. 외출한 곳에서 처음 만난 사람과 한두 마디 대화를 나누는 일도 있으리라.

사람은 타인은 물론 자연과 더불어 살아가는 생물이다. 뇌를 젊게 유지하려면 걸어야 한다. 걷지 못할 때는 휠체어를 타고서라도 이동을 멈춰서는 안 된다.

몸이 불편하다면
보조 기구를 활용해라

누구든 언젠가는 몸 어딘가에 이상이 올 것이다.
그럴 때는 가능한 만큼만 걸으면 된다.
무릎 보조기, 허리 보호대, 깔창, 손잡이,
누군가의 손 등 본인에게 맞는 버팀목을 적절히 활용하자.
걷지 못하더라도 이동하기를 포기하지 말자.

혼자 걷기 힘들면
노르딕 워킹으로 시작하라

앞서 신경성 난치병 때문에 걸음을 떼기 힘들더라도 보호자의 손을 빌려 걷기를 권했는데 보행이 불편한 사람을 위해 여러 가지 보행 보조기가 개발돼 있다.

지팡이 하나만 해도 일반적인 일자형 지팡이뿐 아니라 바닥에 닿는 부분이 네 갈래로 나뉜 4족 지팡이도 있다. 그 밖에도 네 다리가 넓게 벌어져 프레임으로 연결된 성인용 보행기가 있으며 바퀴가 달린 보행차도 있다. 보행차에는 휴식용 의자나 소지품 주머니, 장바구니 등이 부착된 형태도 있다. 이처럼 다양한 보행 보조기 중에서 본인이

쓰기 편한 제품을 선택해 힘닿는 한 걸었으면 한다.

지팡이를 사용한 걷기법으로는 노르딕 워킹과 폴 워킹이 있다(그림 7).
두 방법 모두 양손에 지팡이(폴)를 쥐고 걷는다. 노르딕 워킹은 핀
란드에서 시작된 보행법으로 원래는 크로스컨트리 선수의 여름 훈련
을 위해 고안되었다고 한다. 한편 일본에서 시작된 폴 워킹(노르딕 워킹
을 일상에서 할 수 있도록 전용 폴을 개발해 간소화시킨 걷기법—옮긴이)은 걷는
시간이 줄어든 현대인을 위해 짧은 시간에 안전하고 효율적인 운동
효과를 얻기 위해 개발되었다.

지팡이는 전통적으로 하나만 사용했다. 거리에서 지팡이를 짚고
걷는 할아버지, 할머니를 종종 발견하는데 지팡이 두 개를 든 사람
은 거의 보지 못한다.

노르딕 워킹과 폴 워킹은 지팡이 두 개를 이용해 걷는 것이 특징
이다. 한 손에 하나씩 지지대가 있어서 균형을 잡기 쉽다. 그 때문인
지 최근에는 장애인을 위한 노르딕 워킹이나 폴 워킹 교실, 하이킹
대회가 전국 각지에서 열리고 있다.

치매 환자와 가족이 모여 이야기를 나누는 치매 카페나 치매 환자
를 위해 개최하는 이벤트에서도 노르딕 워킹이나 폴 워킹을 소개하
는 곳이 많아졌다. 지팡이 두 개로 체중을 지지하므로 장애나 치매
가 있어도 즐겁게 걸을 수 있다.

그림 7 _ 노르딕(폴) 워킹

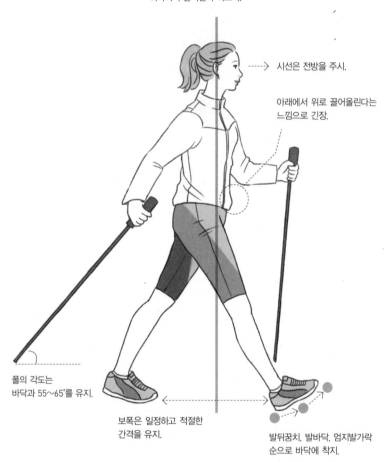

상체를 바로 세우고 아랫배에 힘을 주
어 긴장 상태를 유지하면서 머리부터
허리까지 일직선이 되도록.

시선은 전방을 주시.

아래에서 위로 끌어올린다는
느낌으로 긴장.

폴의 각도는
바닥과 55~65°를 유지.

보폭은 일정하고 적절한
간격을 유지.

발뒤꿈치, 발바닥, 엄지발가락
순으로 바닥에 착지.

노르딕 워킹이나 폴 워킹은 전용 지팡이가 필요하고 양손에 든 지 팡이를 움직일 공간이 요구되기 때문에 일반적인 걷기에 비하면 '언 제 어디서든 쉽게 즐길 수 있다'는 간편함이 적은 편이다. 그러나 양 손으로 지팡이를 짚으며 걷기 때문에 상반신의 운동량이 많아져 보 통 걷기보다 최대 1.5배의 운동 효과를 볼 수 있다. 참고로 상반신만 의 운동 효과는 최대 10배까지 높다고 한다.

이제까지는 '하루 1만 보'를 강조하는 등 보행의 양만을 중시했다. 이러한 경향 속에서 최근에 제기된 의문이 보행의 질이다. 노르딕 워킹, 폴 워킹은 지팡이를 쥐고 뒤로 밀면서 걷기 때문에 견갑 골을 확실히 움직일 수 있고 같은 시간에 동일한 걸음을 걸어 도 보통 걷기보다 에너지 소비량이 높다.

보행 장애가 없다면 짧은 시간에 더욱 밀도 높은 운동을 할 수 있 고 보행 장애가 있거나 다리와 허리가 약하다면 안전하고 편안하게 걸을 수 있다. 일반적인 걷기로는 운동량이 부족한 사람, 반대로 일 반적인 걷기가 불안한 사람은 노르딕 워킹이나 폴 워킹을 시도해보 자. 분명 즐거운 도전이 될 것이다.

운동량이 부족하거나 보행이 불안정하면 노르딕 워킹을 시도해라

장애나 치매가 있거나 다리와 허리가 약하더라도
걷기를 포기하지 말자. 지팡이 두 개를 이용해 걷는
노르딕 워킹, 폴 워킹은 넘어질 위험이 적기 때문에
지팡이가 한 개일 때보다 안심하고 걸을 수 있다.

걷기만으로 부족하다면
춤을 춰라

환자에게 걷기를 권하면 "저는 매일 자전거를 타요. 자전거는 안 되나요?"라는 말을 자주 듣는다.

물론 바깥출입을 전혀 하지 않으며 꼼짝도 않는 것보다는 나을 것이다. 하지만 자전거와 걷기는 전혀 다르다.

운동할 때는 몸에 중력이라는 부하를 주는 것이 중요하다. 걸으면 다리의 뼈와 근육에 중력이 작용하는 반면 자전거를 타면 거의 작용하지 않는다. 걷기는 전신 운동이지만 자전거는 하반신 운동이 중심이다.

그러니 걷기와 자전거는 전혀 다르다. 환자가 위와 같은 질문을 하면 "자전거도 나쁘지는 않지만 걷기보다 좋은 운동은 없지요" 하고 대답한다.

걷기를 권하면 "그럼 내일부터 뛰어야겠어요"라고 답하는 환자도 있다. 뛰라는 말은 한마디도 하지 않았는데 말이다.

자전거와 마찬가지로 달리기도 걷기와는 전혀 다르다. 조깅에 익숙한 사람이라면 문제가 없지만 평소에 거의 움직이지 않던 사람이 갑자기 뛰는 일은 절대 삼가야 한다.

걷기와 달리기는 어떻게 다를까? 걷는 동안에는 한쪽 다리가 반드시 땅에 닿아 있다. 반면 뛸 때에는 양쪽 다리가 땅에서 떨어져 공중에 떠 있는 순간이 있다. 그 때문에 착지할 때는 한쪽 다리에 체중보다 약 3배나 큰 무게가 실린다. 조깅을 하면 무릎이 상하기 쉬운 이유다.

가장 무서운 문제는 돌연사다. 달릴 때는 걸을 때에 비해 심장 박동이 훨씬 급격히 상승한다. 나이나 지병의 유무에 따라 다르지만 심장 박동 수가 약 140회 이상이 되면 부정맥이나 협심증이 발생하기 쉬운데 달릴 때는 금세 그 정도로 심장 박동 수가 뛰어오른다. 그대로 심장이 멈추는 사람도 있다.

마라톤 대회 참가자는 출발 직후나 결승점 전후에 심장에 이상을 느낄 가능성이 높다. 무리하게 속도를 올리거나 갑자기 운동을 멈추면서 교감신경과 부교감신경이 갑작스럽게 전환되는 순간이 위험하기 때문이다. 지역 마라톤 대회에서 응급 의료진으로 활동한 의사의 이야기를 들으면 매회 한 번은 자동 심장 충격기AED를 쓸 일이 생긴다고 한다. 달리기가 그만큼 위험하다는 뜻이다.

운동 중에 쓰러질 가능성을 비교하면 걷기보다는 달리기가 압도적으로 높다. 체력이 뒷받침되는 사람이 걷기만으로는 부족할 때 가볍게 달린다면 괜찮겠지만 평소에 전혀 걷지 않았던 사람이라면 갑자기 달리는 일만은 피해야 한다.

멧츠METs라는 말을 들어본 적이 있는지?

멧츠는 운동 강도를 나타내는 단위다. 안정 상태일 때를 1로 설정하고 각종 움직임의 에너지 소비량을 그 배수로 나타낸다. 구체적으로 각 단계에 해당하는 신체 활동은 다음과 같다.

- 3멧츠 ⋯ 걷기, 가벼운 근육 운동, 게이트볼
- 4멧츠 ⋯ 빨리 걷기, 자전거 타기, 골프, 아이와 밖에서 놀기
- 6멧츠 ⋯ 가벼운 조깅, 에어로빅, 계단 오르기
- 8멧츠 ⋯ 장거리 달리기, 수영, 무거운 짐 옮기기

걷기는 3멧츠인 반면 달리기는 가벼운 조깅이라도 걷기의 2배인

6멧츠이며 장거리 달리기는 8멧츠에 달한다. 그만큼 운동 강도가 높다는 뜻이다.

건강을 위해서는 중강도 운동이 가장 좋다고 알려져 있다. 중강도 운동이란 '이게 한계야!'라고 생각될 때의 절반에 해당하는 강도의 운동이다. 사실 이렇게 개념만 설명하면 구체적으로 와 닿지 않을지도 모른다.

정확히 몇 멧츠가 중강도에 해당하는지는 그 사람의 연령이나 체력에 따라 다르다. 젊은 사람이 한계라고 느끼는 운동량과 연배가 있는 사람이 한계라고 느끼는 운동량은 다르기 때문이다.

일반적으로 연령에 따른 중강도 운동은 다음과 같이 정의된다.

- 20~30대 … 5~6.9멧츠
- 40~50대 … 4~5.9멧츠
- 60대 이상 … 3~4.9멧츠

즉, 20~30대의 젊은 층에게는 6멧츠에 해당하는 가벼운 조깅이 딱 좋은 강도지만 나와 같은 50대에게는 다소 부담스러우며 60대 이상에게는 굉장히 버거운 운동이다.

중강도인지 아닌지를 가늠할 때 주로 사용하는 기준은 '노래를 부를 수는 없지만 옆 사람과 웃으며 이야기할 정도'다. 그러니 걸을 때에는 스스로 판단해 '노래는 힘들어도 웃으며 말할 정도'의 빠르기를 유지해보자. 본인의 몸에 적당한 부하를 주면서 부담이 되지 않을 만큼 심장 박동을 올려서 알맞은 에너지를 소비하는 맞춤 운동을 할 수 있다.

이렇게 걷는 속도를 바꿔가면서 운동 강도를 조절하는 것도 걷기의 장점이다.

걷기의 연장은 달리기보다 춤추기

만약 걷기만으로 부족하다면 달리기보다는 춤추기, 즉 댄스를 추천한다. 나는 걷기의 연장선에 춤이 있다고 생각한다.

춤이라는 한 단어 안에도 재즈댄스, 힙합, 브레이크댄싱, 발레, 벨리댄스, 사교댄스 등 연령과 취향에 맞는 다양한 장르가 있는데 공통적인 특징은 음악에 맞춰 몸을 움직인다는 것이다. 리듬감 있게 걷고 상반신도 충분히 사용한다. 무엇보다 좋아하는 음악을 들으며 몸을 움직이는 것은 단순히 즐겁지 않은가?

NHK가 라디오와 텔레비전을 통해 매일 방송하는 라디오 체조도 있는데 잘 짜인 운동이지만 다소 단조롭고 재미가 떨어진다는 사람도 있다.

다양한 장르 가운데 모든 연령대에 추천하는 것은 일본의 여름 축제에서 자주 접할 수 있는 본오도리나 盆踊り 아와오도리 阿波踊り 같은 민속춤이다. 모두 함께 음악에 맞춰 걸으면서 추기 때문에 그야말로 걷기의 상급편이라 할 수 있다.

가요 방송을 보며 좋아하는 가수나 아이돌의 안무를 따라 하는 것도 추천한다. 요즘에는 인터넷으로 검색하면 금세 다양한 동영상을 찾을 수 있다. 이러한 영상을 보면서 노래와 안무를 따라 하면 어떨까? 완벽하게 소화하지 못해도 즐거우면 그만이다. 치매 예방은 물론 근육 운동 효과도 있다. 너무 빠른 곡보다는 다양한 연령대가 즐길 수 있는 율동에 가까운 춤이 좋다. 앞으로도 노래뿐 아니라 춤도 따라 하며 즐길 수 있는 곡이 더 많이 발표되기를 기대해본다.

걷기의 연장으로
간단한 춤을 따라 해보라

알맞은 운동량이라는 점에서
걷기보다 우수한 운동은 없다.
자전거 타기는 부족하고 달리기는 지나치게 많다.
본인 한계의 절반쯤 되는 속도로 걷자.
걷기만으로 부족하다면, 즐겁게 렛츠 댄싯

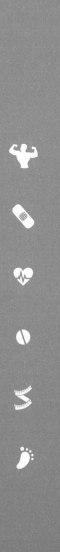

제4장

걸으면
인생이
달라진다

걷는 사람은
얼굴부터 다르다

오랜 세월 매일같이 진찰을 하니 촉진이나 문진을 하기도 전에 '아, 이분은 잘 걷는구나', '이 환자는 별로 안 걷겠네' 하고 얼굴만 봐도 가늠할 수 있게 되었다.

여러 번 강조했듯 걸으면 세로토닌이라는 행복 호르몬이 퐁퐁 솟아난다. 그래서인지 평소에 잘 걷는 사람에게는 만족감이 넘치는 독특한 표정이 있다. '세로토닌 얼굴'이라고나 할까?

정확히 설명하기는 어렵지만 균형 잡힌 뇌 내 호르몬이 얼굴에도 반영되는 것이다. 현재에 만족한 듯한 느긋하고 자연스러운 분위기가 전해진다. 세로토닌 얼굴을 '기분 좋은 얼굴'이라고 말해도 되겠다.

"하루 한 시간 정도 걸어요"라고 말하는 환자 중에 안절부절못하거나 사소한 문제에 예민하게 반응하는 사람은 없다. 적어도 내 주변에는 말이다. 나도 그렇게 되고 싶다.

반대로 걷지 않는 사람도 얼굴에 상태가 드러난다. 세로토닌 얼굴의 반대라고 하면 짐작할 수 있을까?

최근에는 60~65세에 정년을 맞으므로 은퇴 후에 남은 인생이 길다. 그러나 딱히 할 일이 없어서 매일 집 안에서만 시간을 보내고는 한다. 특히 남성 중에는 은퇴 후에 치매에 걸리는 경우가 많다.

반면 정년 후에 찾은 여유로운 시간을 활용해 걷기의 즐거움에 눈뜬 사람도 있다. 그런 분들은 잘 걷는 덕에 직장 생활을 할 때보다 혈색이 한결 좋아지고 세로토닌 얼굴이 된다. 후기고령자라고 일컫는 75세 이상이 되어도 흰머리나 주름은 있을지언정 긍정적이고 생기 넘치는 인상이 느껴지는 분도 있다. 그런 분에게 평소에 자주 걷는지 여쭤보면 십중팔구 즐겨 걷는다는 대답이 돌아온다.

뇌 안은 눈으로 볼 수도 없고 직접 열어 측정할 수도 없지만 걸으면 세로토닌이 분비돼 행복해진다는 말은 사실이다. 약이나 건강보조제를 먹지 않고 오직 걷기만 해도 행복을 느낄 수 있다. 이런 단순한 사실을 모르고 평생을 사는 사람과 걷기의 효능을 깨닫고 날마다 걷는 사람 중 어떤 인생이 행복할까? 당연히 후자일 것이다.

달리다 보면 어느새 피로와 고통이 사라지고 날아갈 듯이 황홀한 느낌에 감싸일 때가 있다고 한다. 이른바 '러너스 하이' 현상이다. 걷기도 똑같아서 계속 걷다 보면 행복이 밀려와 멈출 수 없을 때가 있다. 어떤 사람이 걷기에 푹 빠지는 이유는 이러한 '워킹 하이'를 깨달았기 때문인지도 모른다.

누군가와 함께 걷거나, 걷는 도중 다른 사람이나 동물과 유대 관계를 맺으면 옥시토신이라는 애정 호르몬이 증가한다고 알려졌다. 옥시토신이 증가하면 세로토닌도 증가한다.

등산이나 하이킹에서 마주치는 사람은 모두 인상이 좋지 않은가? 나는 30년쯤 전에 미국 캘리포니아 주에 있는 요세미티 계곡을 오른 적이 있다. 그 안을 걸어 다니며 안전을 지키는 순찰대원과도 마주쳤는데 모두 굉장히 친절한 얼굴이었다. 다른 사람을 배려하는 마음도 넘치는 인상이었으니 분명 세로토닌뿐 아니라 옥시토신도 풍부했을 것이다. '걸으면 절로 친절해지는 것은 아닐까?'라는 생각도 들었다.

혼자 걸어도 세로토닌이 분비돼 기분이 좋아지지만 누군가와 나란히 발을 맞추어 걸으면 자연스럽게 서로를 행복하게 해주고 싶은 기분에 감싸일 것이다.

'러너스 하이'만큼 짜릿한 '워킹 하이'의 기분을 느껴라

걷기만 해도 행복하고 기분이 좋아진다.
특히 은퇴 후 남는 시간을 즐겁게 보내는 사람 중에는
걷기에 빠진 사람들이 많다. 아무리 나이가 있어도
많이 걷는 사람은 긍정적이고 생기가 넘친다.

걸으면 머리가 좋아지는
두 가지 이유

걸으면 극적으로 머리가 좋아진다.

여기에는 간접적인 이유와 직접적인 이유가 있다.

먼저 간접적인 이유를 살펴보자. 뇌 기능이 떨어지는 가장 큰 원인은 뇌에 도달하는 산소를 받아들이는 양이 줄기 때문이다. 호흡을 통해 들이마신 산소는 혈액을 타고 뇌를 비롯한 온몸으로 공급된다.

이때 뇌에 도달하는 산소의 양을 늘리기 위해서는 체내에 들어오는 산소를 빨아들이는 힘을 키우는 방법과 혈액순환을 촉진시키는 방법이 있다.

최대 산소 섭취량은 약 1분 동안 최대한으로 섭취할 수 있는 산소의 양을 가리키는데 흉곽이 클수록 섭취량도 높아진다.

나이도 영향을 미쳐서 일반적으로는 20세 전후에 최고에 달하고 그 이후에는 점점 감소한다고 알려져 있다. 그러나 안심하시기를! 유산소운동을 하면 최대 산소 섭취량을 끌어올릴 수 있다.

물론 아무리 노력해도 35세 무렵이 최대지만 유산소운동을 하는 사람과 하지 않는 사람은 당연히 차이가 있다. 걷기가 습관화된 사람은 산소를 들이마시는 힘이 좋아지므로 뇌에 도달하는 산소가 늘어나 뇌의 노화를 늦출 수 있다.

혈액순환 역시 걸으면 좋아진다. 신선한 산소를 머금은 혈액은 심장에서 출발해 동맥을 타고 온몸 구석구석을 여행한 다음 정맥을 타고 노폐물 등을 회수하며 심장으로 돌아온다. 그런데 심장에서 가장 멀리 떨어진 다리에서 심장으로 돌아오려면 중력을 거슬러야 한다. 이때 혈액이 다시 돌아가도록 돕는 것이 근육이다.

특히 제2의 심장이라 불리는 종아리 근육은 수축과 팽창을 통해 펌프 역할을 하며 혈액순환을 돕는다. 걸을 때는 종아리를 사용하므로 다리에서 심장까지 혈액이 밀려 올라가 혈액순환이 좋아진다.

한때 종아리 마사지가 큰 인기를 끈 적이 있다. 종아리를 주무르면 혈액순환이 좋아지고 오래 살 수 있다고 주장한 책 한 권이 계기였다. 제2의 심장인 종아리를 마사지하는 것은 분명히 좋은 방법이다. 하지만 마사지만으로는 부족하다. 걷기야말로 종아리를 단련하고 혈액순환을 돕는 최고의 건강요법이다.

결론적으로 걸으면 머리가 극적으로 좋아지는 첫 번째 이유는 산소 섭취량이 증가하고 혈액순환이 좋아져 산소가 뇌에 골고루 퍼지기 때문이다.

두 번째 이유는 조금 더 직접적이다. 손, 발, 눈, 귀 등 우리의 신체는 외부의 정보를 받아들여 뇌에 전해주고, 뇌의 명령을 받아 움직이는 뇌의 출장 기관이다. 그러니 뇌의 출장 기관을 움직이면 뇌를 직접 자극하는 것과 같다. 다시 말해 손과 발을 움직이면 뇌를 사용하는 것이나 마찬가지다.

실제로 손이나 발을 사용하면 뇌 내의 신경 세포가 자극을 받아 시냅스라는 신경 세포의 접합부가 연장된다. 연장된 시냅스는 다른 신경 세포와 연결되면서 새로운 신경 회로를 만들어낸다. 이것이 걸으면 머리가 좋아지는 직접적인 이유다.

머리가 좋다는 말은 뇌 과학적으로 어떤 의미일까? 간단히 말하면 뇌 안의 신경 세포가 풍부하고 신경끼리 잘 연결된 상태를 가리킨다. 갓난아기는 신경 세포의 수가 굉장히 많은 반면 신경 회로는 매우 엉성한데, 한 살 한 살 나이를 먹을 때마다 외부 세계에서 다양한 자극을 받아들여 놀라운 속도로 확장된다.

만들어진 신경 회로는 어느 정도의 나이를 정점으로 파괴되기 시작하지만 재생할 수는 있다. 걸으면서 손발을 사용하면 신경 세포가 자극을 받아 다시 연결되기 때문이다.

사실 뇌 내 신경 세포의 수도 마찬가지다. 예전에는 태어난 직후에 신경 세포가 가장 많고 그 이후로는 점점 줄어들 뿐이라는 것이 정설이었지만 최근 연구에 따르면 뇌에 있는 '신경 줄기 세포'가 신경 세포를 증가시킨다는 사실이 밝혀졌다. 걷기는 신경 사이의 네트워크를 활성화하고 신경 세포의 수를 늘리는 비결이다.

책을 읽으면 그때까지 몰랐던 새로운 지식을 습득할 수 있고, 사고가 촉발돼 새로운 아이디어가 떠오르기도 한다. 독서와 똑같은 효과를 걷기에서도 얻을 수 있다.

그러고 보니 골프를 치다 보면 잘 걷는 사람일수록 머리가 좋다는 사실을 실감한다. 골프 실력이 좋은 사람일수록 점수를 잘 외우기 때문이다.

네 명이 필드에 나가 골프를 치면 본인의 점수는 물론 다른 사람의 점수까지 전부 외우는 사람이 있다. 그런 사람은 십중팔구 골프도 잘 친다. 반대로 서툰 사람일수록 다른 사람의 점수는 물론 자기 점수조차 잊어버리기 일쑤다.

골프를 잘 치는 사람은 그만큼 연습하고 코스도 많이 돌았을 것이다. 골프를 치는 동안 카트를 전혀 타지 않으면 1라운드에 약 10킬로미터를 걷는다고 한다. 만약 한 달에 10번 코스에 나간다면 골프만 쳐도 100킬로미터를 걷게 된다. 그 정도로 걷기 때문에 기억력이 좋고 머리 회전도 빠른 것이리라.

걷기만으로도
일과 공부의 효율이 올라간다

바쁘더라도 짬을 내 걷다 보면
일과 공부의 효율이 오히려 올라간다.
걸으면 혈액순환이 개선돼
뇌 내의 산소량이 증가하므로 두뇌 회전이 빨라지고
뇌가 자극돼 신경 세포가 늘어나면서
신경 회로가 많아져 머리가 좋아진다.

수명 연장,
더 이상 꿈이 아니다

　　　　　　사람의 몸은 다양한 신체 기관의
집합체다. 앞서 설명했듯 잘 걸으면 신체 기관에 좋은 영향을 준다.
무엇보다 뇌가 젊어진다. 걷기를 통해 각 신체 기관의 젊음을 지
킨다면 그것은 곧 장기의 집합체인 우리의 몸이 젊게 유지된다
는 뜻이다.

　걸으면 암과 치매에 걸릴 위험이 줄어든다. '절대로 걸리지 않는다'
고 잘라 말하기는 어렵지만 발병 위험은 분명히 감소한다. 당연히 수
명도 연장된다. 걷기에는 정말이지 좋은 점밖에 없다.

이제는 100세 이상의 장수 어르신이 드물지 않은 시대가 되었다. 100세를 넘긴 초고령자를 가리켜 '백수자'百壽者 라고 하는데, 1950년 일본의 백수자는 100여 명뿐이었다. 그런데 2009년에는 4만 명을 넘었고 최근 보도에 따르면 6만 명을 돌파했다고 한다. 내가 진료하는 환자 중에도 백수자가 점점 늘어서 지금은 열 명이 넘는다.

현재 선진국에서는 하루에 다섯 시간씩 평균 수명이 연장된다고 한다. 2045년에는 평균 수명이 100세로 늘어날 것이라고 예측하는 학자도 있다. 어디까지 현실이 될지는 모르지만 현재 상황을 고려하면 평균 수명이 점점 연장되리라는 전망에는 의심의 여지가 없다.

생각해보면 제2차세계대전 패전 후인 1950년, 일본인의 평균 수명은 남녀 모두 약 50세였다. 그 점을 고려하면 현재는 평균 수명이 80세를 넘겼으니 정말 굉장한 신장률이다. 평균 수명이 연장된 만큼 이제는 단순히 오래 살기보다 건강하게 오래 살기 위한 건강 수명이 더욱 주목받고 있다.

건강 수명이란 건강상의 문제없이 일상생활을 영위하는 기간을 가리킨다. 긴 세월 몸져눕거나 맛있는 음식을 먹지 못하거나 가고 싶은 곳에도 마음껏 갈 수 없는 생활을 한다면 아무리 천수를 누려도 그저 기쁘지는 않을 것이다. 누구나 시름시름 앓기보다 팔팔하게 장수를 누리고 싶은 법이다. 하지만 100세 이상의 초고령자가 6만 명을 넘어선 지금, 100세를 넘기고도 골프를 즐기는 강자가 있는 반면 안타깝게도 약 90퍼센트는 이불 위에서 일어나지 못한다.

건강 수명을 연장하기 위해서라도 걷기는 중요하다

요양 보호의 대상이 되는 가장 큰 원인은 뇌졸중이다. 그 다음은 치매다. 뇌졸중은 노화된 혈관에 동맥경화가 진행되면서 발생하는 질병이다. 혈관 노화는 나이도 원인이지만 고혈압, 당뇨병, 고지혈증, 비만 등 걷지 않아서 발생하는 질병 때문에 더욱 심해진다. 치매 역시 평소에 부지런히 걷는 사람보다 잘 걷지 않는 사람이 걸리기 쉽다. 즉, 요양 보호가 필요한 두 질병은 걷기로 예방할 수 있다.

참고로 요양 보호를 받는 세 번째 원인은 노쇠다. 노쇠는 자연적인 노화 현상이므로 막을 도리가 없다. 지금까지 800명이 넘는 환자를 간호하고 임종을 지키며 '오래 산다는 말은 천천히 갓난아이로 돌아간다는 뜻이 아닐까?'라는 생각을 하게 되었다. 그것이 바로 노쇠라고 말이다.

많은 사람들이 다른 사람에게 피해를 주지 않고 죽고 싶다는 생각을 한다. 노인들은 '이 사람 저 사람 고생시키기 전에 저승길로 떠나고 싶다'는 말도 자주 한다. 그러나 생의 마지막이 되면 누구나 일정 기간은 수발을 드는 사람이 필요하다. 다만 '다른 사람에게 부담이 되기 싫다'는 바람이 진심이라면 그 기간을 줄이기 위해서라도 매일 걸었으면 한다.

건강 수명이라는 말을 들으면 '팔팔꼴까닥'이 생각난다. 건강 장수로 유명한 나가노長野현에서 시작된 이 캠페인으로 '팔팔꼴까닥 죽고 싶다'는 말이 유행처럼 번지기도 했다. 이 말은 팔팔한 모습으로 건강하게 살다가 어느 날 갑자기 꼴까닥 죽기를 바란다는 뜻이다.

이 '팔팔꼴까닥'의 '팔팔'이란 어떤 상태를 가리킬까? 걸을 수 있다는 의미가 아닐까? 팔팔하게 걷다가 꼴까닥 죽는다. 즉, 건강 장수란 마지막까지 걷는다는 뜻이다.

사회적으로도 노인이 걷기 쉬운 환경을 만들어야 한다. 현재 지방 도시에서는 분산된 공공시설, 상업시설, 주거지역 등을 한 곳으로 집중시키는 콤팩트 시티 조성이 시작되었다. 그 안에 노인들이 안전하게 걸을 수 있는 '실버 존'이 더욱 확보되었으면 한다.

장애인 올림픽에서는 100미터를 11초, 12초에 주파하는 의족 선수가 있다. 골프 경기에서도 사고로 한쪽 다리나 팔을 잃고 다른 한쪽으로만 승부를 겨루는 의족 골퍼나 외팔 골퍼도 있다. 그들의 활약을 볼 때마다 인간의 가능성이 얼마나 무한한지 깨닫는다. 나이가 들거나 몸이 불편해도 할 수 있는 일은 아직 많다. 상황이 나쁘면 나쁜 대로 방법을 강구해 최대한 걸었으면 한다.

아프지 않고
100세까지 살고 싶다면
걷기가 답이다

평균 수명의 증가로 이제는 백세 시대를
눈앞에 두고 있다. 오래 사는 것보다 더 중요한 것은
'건강하게' 오래 사는 것이다. 잘 걸으면
신체 기관이 젊어지고 수명이 연장된다.
건강한 장수란 마지막까지 팔팔하게 걷는 것이다.
다른 사람에게 병수발을 시키기 싫다면 매일 걷자.

공부도 일도
걷기로 효과 업!

이미 굳어버린 자신만의 생각의 틀은 아무리 고치려 해도 좀처럼 바뀌지 않는다. 이러한 생각의 틀은 사고를 관장하는 뇌에서 만들어진다. 따라서 잘못된 생각의 틀을 개선하고 싶다면 약이나 음식이 아니라 뇌를 변화시키는 걷기를 하는 것이 가장 좋다. 걷기는 굳은 뇌를 깨우는 가장 간단하고 빠른 지름길이다.

하루에 1만 걸음이든 8000걸음이든 본인의 체력에 맞춰 충분히 걷는 사람은 무엇보다 뇌가 건강해진다. 뇌가 변하면 사고의 틀도 달라지고 삶이 풍요로워진다.

지금까지 쉬지 않고 걷기의 효능을 강조했지만 사실을 고백하자면 나는 다른 사람보다 많이 걷는 편은 아니다. 예부터 '의사의 불양생'医者の不養生이라는 말이 있는데, 다른 사람의 건강을 돌보는 의사가 정작 자신의 몸은 제대로 돌보지 않는다는 뜻이다. 언행불일치를 비유할 때 쓰는 말이지만 나는 비유할 필요도 없이 전형적인 '의사의 불양생'이다.

하지만 나도 '그땐 참 잘 걸었지!' 하고 회상에 잠기는 날이 있다. 이미 오래전인 20세기에서 21세기로 넘어가던 2000년 12월 31일과 2001년 1월 1일이다.

그 기념비적인 연말연시에 나는 하와이의 라나이 섬에 있었다. 지금은 연말이나 새해를 가리지 않고 왕진과 밀린 책 집필로 정신없는 나날을 보내지만 당시에는 조금 여유가 있었다.

그때 공항에서 우연히 만난 사람이 어느 경제계의 일인자였다. 라나이 섬은 숙박 시설이 얼마 없어서 우리는 마침 같은 호텔에 묵었다. 그리고 운동을 좀 하려고 골프장으로 나서는데 그 사람도 골프 가방을 메고 나왔다. 내 뒤에서 라운딩을 했는데 보는 사람이 압도될 만큼 정말 잘 쳤다.

섣달그믐인 그날 밤에는 그 사람이 준비한 와인을 둘이서 밤새도록 비우고 다음 날인 새해 아침에는 함께 섬 안을 걸었다. 아침 9시에 호텔을 출발해 저녁 무렵에 돌아왔으니 어림잡아 여덟 시간은 걸었을 것이다.

그러고 나서 해질녘까지는 다시 테니스를 쳤다. 결국 방에 돌아왔을 때는 다리가 풀릴 만큼 녹초가 되었던 기억이 난다. 그런데 몸은 피곤할지언정 머리와 마음이 어찌나 상쾌한지 너무 행복해서 날아갈 것 같았다.

15년이나 지난 일이지만 그때가 최근에 가장 많이 걸은 날이다. 그 사람은 얼마 지나지 않아 대기업의 사장이 되었는데 정말 잘 걷고 잘 치는 사람이었다. 걷기가 본인에게 얼마나 긍정적인 영향을 주는지 잘 안다는 인상을 받았다.

이 책을 손에 든 여러분 중에는 '아침부터 골프나 치다니 부자는 팔자도 좋군' 하고 생각하는 사람이 있을지 모르겠다. 그러나 다른 시각에서 보면 부자라서 골프를 치는 것이 아니라 골프를 쳤기 때문에 부자가 된 것이 아닐까?

아니, 부자라는 말은 적절하지 않다. 정확히 말하면 골프를 치며 잘 걸었기 때문에 복잡한 머릿속이 말끔해지고 큰 회사를 맡기에 이르렀을 것이다. 이것이 진실이라고 생각한다.

실제로 진정한 리더는 본인의 건강이 조직에 얼마나 큰 영향을 주느지 알기 때문에 건강관리의 중요성을 인식하고 부지런히 걷는다. 또한 골프뿐 아니라 잘 걷는 사람은 대체로 사고가 유연하고 창의적인 아이디어가 넘치며 온화하고 인간관계가 좋다. 그래서 일도 잘 한다.

풍요로운 삶을 누리고 싶다면 일단 운동화 끈을 동여매고 길을 나서자. 분명 행복한 미래가 펼쳐질 것이다.

걸으며 머릿속을 비우면
부자가 되는 길에
한걸음 가까워진다

걷기에는 복잡한 머릿속을 정리해주는 효과가 있다.
골프가 취미인 부자들은 부자이기 때문에
골프를 치는 것이 아니다. 골프를 치며
많이 걸었기 때문에 부자가 된 것이다.
진정한 리더는 걷기의 가치를 알고 있다.

역사 속 위인들은
왜 많이 걸었을까?

마지막으로 내가 존경하는 홍법대사 구카이空海의 이야기를 하려 한다. 일이 쌓여 지쳤을 때나 되는 일이 없다고 느낄 때마다 '구카이였다면 어떻게 했을까?'라는 생각이 머리를 스친다. 내 머릿속에는 언제나 구카이가 있다.

나는 구카이와 같은 가가와香川 현 젠쓰지善通寺 시에서 태어났다. 젠쓰지 시의 '젠쓰'善通는 구카이의 부친인 사에키아타이노 다키미佐伯値田公의 호인 요시미치善通에서 유래했다고 전해진다. 나는 이 젠쓰지 시에 있는 국립젠쓰지병원(현재 시코쿠 어린이와 어른의 의료센터)에서 태어났다. 아버지가 젠쓰지에서 근무했기 때문인데 정말로 좋은 곳에서 태어나게 해주신 부모님께 언제나 감사드린다.

내가 어린시절 지금은 돌아가신 할머니께서 가계도를 보여주신 적이 있다. 그 안에 구카이가 스님이 되기 전 사용한 속명인 '사에키'佐伯라는 이름이 있었다. 거슬러 올라가다 보면 가계도 어딘가에서 구카이와 이어질지도 모른다. 물론 구카이의 후손은 이제 몇 만 명, 몇 십만 명은 있겠지만 나도 그중에 한 사람이고 싶다.

구카이는 일본인이라면 모르는 사람이 없는 헤이안 시대 초기의 불교 승려로 진언종의 창시자다. 젊은 날의 구카이는 시코쿠四国 지역에서 산악 수행을 했고, 그때 인연을 맺은 88개의 사찰을 순례하는 오헨로お遍路가 지금까지 이어지고 있다. 오헨로의 인기는 높아지고 있는데, 매년 30만 명 이상이 자전거, 승용차, 버스, 택시 등 다양한 방법으로 체험하고, 그 가운데 약 5000명은 직접 걷는다고 한다.

구카이가 자취를 남긴 지역은 시코쿠만이 아니다. 지팡이를 짚어 샘이나 온천을 찾았다는 전설이 일본 곳곳에 남아 있다. 중국으로 유학을 떠나기도 했고 방대한 저서도 남겼다. 서예 솜씨도 뛰어나 당대의 사가嵯峨 덴노天皇와 어깨를 나란히 해 일본 서예의 시조라고도 불린다. 한시에도 조예가 깊었고 중국어와 산스크리트어 등의 어학에도 밝았다고 한다.

일본 역사상 구카이만큼 바람처럼 세상을 누비며 다방면에서 공적을 남긴 사람은 없을 것이다. 어떻게 그렇게 많은 업적을 이루었을까? 잘 걸었기 때문이 아닐까?

날마다 산과 계곡을 돌아다녔기에 세로토닌이 솟아나 다양한 진리에 눈뜨고 예술적인 재능도 꽃피웠으리라.

많이 걸었기 때문에 위업을 이룬 사람은 구카이만이 아니다. 《오쿠로 가는 작은 길》おくのほそ道로 유명한 마쓰오 바쇼松尾芭蕉도 있다. 《오쿠로 가는 작은 길》은 바쇼가 현재의 도쿄에 해당하는 에도江戸를 출발해 도호쿠東北와 호쿠리쿠北陸 지역을 거쳐 다시 에도로 돌아오는 여정의 일부를 기록한 기행문이다. 바쇼는 150일 동안 무려 2400킬로미터를 걸었다고 전해진다.

바쇼는 '오래된 연못 개구리 뛰어드는 물소리'라는 하이쿠로 유명하다. 듣기만 해도 그 광경이 떠오르고 개구리가 풍당 뛰어드는 소리가 들릴 듯한 약동적인 표현이 백미다. 이렇게 훌륭한 시가 어떻게 태어났을까? 책상 앞에만 앉아 있었다면 이처럼 생생한 표현은 세상 빛을 보지 못했을 것이다. 걷는 도중 반짝하고 떠오른 시상이 아니었을까? 바쇼의 천재적인 발상도 역시 걸었기 때문에 발현되었다.

최근 두 번이나 센니치가이호교千日回峰行를 완수하고 대아사리大阿闍梨(천태종을 비롯한 일본 밀교에서 일정한 수행을 마치고 스승의 자격을 갖춘 아사리 중 특히 덕이 높은 승려—옮긴이)로 추대된 사카이 유사이酒井雄哉라는 스님도 있다. 센니치가이호교란 천태종의 수행 가운데 가장 혹독하다고 알려진 수행법으로 불경을 암송하며 7년에 걸쳐 1000일 동안 히에이比叡 산 등지를 걷는 것이다.

글만으로는 그 무시무시함이 전해지지 않겠지만 수행 과정을 간략히 설명하면 이렇다. 첫 해부터 3년까지는 해마다 연속 100일 동안 하루에 약 30~40킬로미터를 걸어서 히에이 산의 255곳을 순례한다. 4년째와 5년째에는 매해 각 200일 동안 하루에 약 30킬로미터를 걷는다. 이렇게 700일을 완수하면 9일 동안 먹지도, 마시지도, 눕지도, 잠들지도 않고 10만 편의 진언을 암송해 부동명왕과 일체가 되는 수행을 한다. 6년째에는 지난 5년 동안의 여정에 교토 시내에 있는 세키잔젠인赤山禪院이라는 사찰 왕복이 추가되는데 100일 동안 하루에 약 60킬로미터를 걷는다. 마지막 7년째에는 200일을 걷는데, 앞선 100일은 히에이 산과 교토 시내를 하루에 약 84킬로미터, 마지막 100일 동안은 처음처럼 히에이 산속을 하루에 약 30킬로미터 걷는다고 한다.

7년 동안 총 1000일, 무려 4만 킬로미터에 달하는 거리를 걷는다. 이 가혹한 수행을 두 번이나 완수한 사람은 지금까지 세 명뿐이라고 하는데 사카이 유사이가 그중 한 명이다.

사카이 유사이는 2013년에 세상을 떠나며 《1일 1생》一日一生, 《지금 할 수 있는 일을 하면 된다》今できることをやればいい 등 훌륭한 책을 많

이 남겼다. 나는 그의 저서와 인터뷰 기사 등을 종이가 닳도록 읽으며 걸으면 수많은 깨달음을 얻는다는 말이 사실임을 실감했다.

위인들의 전기를 읽다 보면 걷기가 운명을 바꾼 일화를 수없이 많이 발견한다. 그렇다고 구카이, 마쓰오 바쇼, 사카이 유사이 모두 인생을 바꾸기 위해 걷지는 않았을 것이다. 오히려 부지런히 걸었기 때문에 인생이 바뀌었다고 믿어 의심치 않는다.

역사 속 위대한 인물들도 걸으며 위업을 이뤘다

위인이 걸어온 길을 더듬으면 걷기는 질병만이 아니라
인생 그 자체를 변화시킨다는 사실을 깨닫게 된다.
역사 속 위인들이 진리에 눈뜨거나
예술적 재능을 꽃피워 위업을 달성한 원동력은
분명 걷기였으리라.

말로만 운동하는
날라리 의사의 걷기 선언!

- 걸으면 병을 예방할 수 있다.
- 걸으면 치매를 막을 수 있다.
- 걸으면 우울증도 개선된다.
- 걸으면 미래가 변한다.

이 책을 쓰는 내내 '걷기는 만병통치약입니다! 어서 걸으세요!' 하고 독자 여러분의 발걸음을 재촉했다. 하지만 돌이켜보면 나야말로 일본 제일의 불양생 의사가 아닐까 싶다.

전국 각지에 얼굴을 내밀며 강연을 하면서도 쉬지 않고 집필 활동을 해서인지 가끔은 "진료는 하세요?"라는 우려 섞인 질문을 듣는다. 물론 아무리 바빠도 매주 월, 화, 수, 금요일은 외래 진료를 하고 환자의 자택에 왕진을 가며 요양 보호 시설의 방문 진료도 빼놓지 않는다.

덕분에 이렇다 할 휴일이 없는데 그 와중에 짬짬이 과음도 하고 과식도 한다. 운동다운 운동이라면 아주 가끔 골프를 치는 정도다. 결국 하지 말아야 할 일은 전부 하는 나쁜 생활습관의 표본 같은 나날을 보내고 있다.

그러나 나와 같은 세대인데도 뇌경색을 일으켜 병상에서 일어나지 못하는 사람도 있고 암에 걸려 이미 세상을 등진 사람도 있다. 지금까지 아무 탈 없이 버틴 이유를 생각해보니 10~30대까지 남들보다 몇 배는 많이 움직였던 생활이 저축이 된 듯하다.

이래 봬도 중학교 시절에는 육상부 장거리 선수였다. 수업이 끝나면 매일 5~10킬로미터를 달렸고 수업이 없는 여름방학에는 집에서 운동장까지 어림잡아 왕복 20킬로미터를 걸었다.

고등학교에서는 배구를, 대학에서는 야구를, 사회에서는 골프와 테니스를 했으니 지금까지 적잖이 몸을 움직였다. 그렇게 활동량을 쌓아온 덕분에 현재의 불량한 생활에도 어찌어찌 견뎌온 것은 아닐까 싶다.

다만 최근에는 환자들이 내 두둑한 배를 쓰다듬을 지경이라 하루에 3000걸음이 고작인 생활에 위기감이 느껴진다. 이번 집필을 계기로 나도 부지런히 걸어야겠다고 다시 한 번 다짐했다.

주먹을 불끈 쥐고 의지를 다졌지만 이 책에 쓴 모든 내용을 완벽히 실천하려는 생각은 없다. 단번에 100점을 채우기보다는 우선 60점짜리 생활을 목표로 노력하려 한다. 나와 함께할 여러분도 어깨의 힘을 빼고 딱 그 정도만 실천하면 어떨까?

걷기만 해도 약과 의사가 필요 없어지는 병은 수없이 많다. 가이바라 에키켄이 쓴 《양생훈》에는 걷기가 쏙 빠져 있지만 현대인의 생활에서 걷기는 절대로 빠질 수 없는 처방이다. 그러니 가이바라 에키켄의 가르침에 이 책의 내용을 더하면 《현대판 양생훈》이 완성되지 않을까?

병의 90%는 걷기만 해도 낫는다